W0298223

DER DIGITALE KÄFIG

Eine Generation ist gefangen

Die unglaubliche Macht von TikTok, Facebook, Instagram und Co und warum wir unseren Kindern Grenzen setzen müssen

Michaela Kahmke

© Michale Kahmke

Das Werk ist urheberrechtlich geschützt. Jede Verwendung bedarf der ausschließlichen Zustimmung des Autors. Dies gilt insbesondere für die Vervielfältigung, Verwertung, Übersetzung und die Einspeicherung und Verarbeitung in elektronischen Systemen.

Bibliografische Information der Deutschen Nationalbibliothek.

Die Deutsche Nationalbibliothek verzeichnet diese Publikation in der Deutschen Nationalbibliografie; detaillierte bibliografische Daten sind im Internet über http://dnb.dnb.de abrufbar.

Für Fragen und Anregungen:
info@eulogiaverlag.de

ISBN Print: 978-3-96967-218-1
ISBN E-Book: 978-3-96967-219-8

Originale Erstausgabe 2022
© by Eulogia Verlags GmbH

Eulogia Verlags GmbH
Gänsemarkt 43
20354 Hamburg

Lektorat: Ramon Thorwirth
Satz und Layout: Tomasz Dębowski
Umschlaggestaltung: Aleksandar Petrović

Alle Rechte vorbehalten. Vervielfältigung, auch auszugsweise, nur mit schriftlicher Genehmigung des Verlags.

DER DIGITALE KÄFIG

EULOGIA
VERLAG

Inhaltverzeichnis

Vorwort

Immer, wenn ich neue Ideen suche, mich Problemen stelle und mich mit ihnen auseinandersetzen möchte, laufe ich kilometerweit durch den Wald. Heute Morgen muss ich allerdings erst einmal kurbeln. Seit vier Wochen lebe ich in Norwegen am Stadtrand von Oslo.

Um zu meiner Lieblingsinsel zu gelangen, muss ich eine Kabelfähre benutzen. Über eine Länge von etwa 100 m befördert sie mich mit eigener Muskelkraft über den Oslofjord nach Brønnøya. Die Insel, ein Schmuckstück, ein ganz besonderer Ort, wie es ihn nur noch selten gibt auf der Welt. Die Stille und die unfassbar üppige Natur geben Raum für kreatives Denken.

Es ist noch früh, gerade mal 8 Uhr. Draußen frische 11 Grad. Am Himmel ziehen Kumuluswolken entlang, durchzogen von einem kräftigen Blau. Erste, zarte Sonnenstrahlen durchbrechen die Wolkendecke und treffen auf die Erde. Es ist der 12. September, so langsam schleicht sich der Herbst in Norwegen ein. Auf der etwa 138 Hektar großen Insel Brønnøya scheint die Zeit stillzustehen, alles auf Anfang. Die Wege sind nicht geteert, es gibt keinen Autoverkehr, nur eine Handvoll Häuser, die hier und da am Wasser oder im Wald stehen.

Auf dem Fjord zieht ein einsamer Kanufahrer seine Bahnen über das spiegelblanke Wasser. Die ersten Handwerker sind mit Handkarren unterwegs zu ihren Baustellen auf der Insel. Rehe grasen auf unberührten Rasenflächen in den Vorgärten liebevoll gebauter Holzhütten und heben kurz ihren Kopf, als sie mich wahrnehmen. Die ersten Meter bergauf gehe ich zu Fuß, dann fange ich locker an zu joggen. Mit jedem Schritt und jedem Atemzug wird mein

Gehirn wacher und meine Gedanken aktiver. Innerhalb weniger Meter habe ich so viele neue Ideen im Kopf, dass ich es bedauere, kein Diktiergerät dabei zu haben. Die Ruhe wirkt befreiend, in mir reift eine neue Idee.

Wie wäre es, wenn ich in meinem Auslandsjahr in Norwegen ein Buch schreibe? Über ein Thema, das mich schon lange umtreibt. Ein Buch, das sich mit den Herausforderungen auseinandersetzt, wie schwer es ist, unsere Kinder in einer digitalen Welt großzuziehen. Einer Welt, die sich seit den 2000er-Jahren fundamental verändert hat.

Ich selbst bin Journalistin und dreifache Mutter. Aufgewachsen in den 70er- und 80er-Jahren, in denen Stift und Schreibmaschine noch dominierten und in denen unser Leben und unsere Freizeit mehrheitlich draußen in der Natur zusammen mit Freunden stattfand. Das war normal, heute ist es das nicht mehr. Und das bekümmert mich zutiefst. Macht mich phasenweise sogar richtig wütend.

In meinem Buch will ich persönliche Erfahrungen aus der heutigen digitalen Zeit mit Fakten aus aktuellen Studien kombinieren. Sprich, das Buch aus der Perspektive einer Mutter, aber auch einer Journalistin schreiben, die diese Fakten hier zusammenträgt und einen verständlichen Überblick verschafft, mit welchen negativen Folgen wir mittlerweile zu kämpfen haben, die aber leider vielen gar nicht bewusst sind, weil wir die Augen davor verschließen.

Es sollen aber auch persönliche Erlebnisse mit einfließen, die beschreiben, wie das digitale Leben hier in unserer derzeitigen norwegischen Heimat abläuft. In einem Land, wo die Digitalisierungsstrategie z. B. im Bildungssektor im Vergleich zu Deutschland schon sehr viel früher begonnen hat, allerdings auch nicht immer ohne Probleme.

Ein Leben ohne Smartphone, Laptop und Internet ist kaum noch vorstellbar. Wir haben uns alle an die Vorzüge der neuen Technik gewöhnt, blenden aber auch allzu gern die Gefahren und Risiken aus. Die können aber vor allem bei unseren heranwachsenden Kindern bleibende Schäden hinterlassen.

Hier können wir eine ähnliche Gleichung aufstellen wie beim Klimawandel. Wächst die Wirtschaft, beschleunigt sich der Klimawandel. Beschleunigt sich der Klimawandel, leidet unsere Gesundheit zunehmend unter den Auswirkungen.

Im Zusammenhang mit diesem Thema bedeutet das: Nimmt der digitale Konsum insbesondere bei Kindern und Jugendlichen zu, führt das bei ihnen zu immer mehr gesundheitlichen Schäden wie z. B. Übergewicht, Bluthochdruck, Konzentrationsstörungen oder auch psychischen Problemen.

Wir als Eltern sehen uns täglich in unserer Erziehung mit den Herausforderungen einer digitalen Welt konfrontiert. Mich bringt das nicht selten an den Rand der Verzweiflung.

Als es losging mit dem Internet und den digitalen Endgeräten, war es noch wesentlich einfacher, sich eine Auszeit zu nehmen und von den Geräten zu lösen, denn sie hatten einen festen Standpunkt.

Die Entwicklung des Smartphones mit permanentem Internetzugang hat die Art zu kommunizieren nachhaltig verändert. Hat die Abhängigkeit der Menschen von einem kleinen technischen Gegenstand extrem erhöht und es sozusagen zu einem unverzichtbaren Teil unseres Körpers werden lassen. Egal, wohin wir gehen, egal, wo wir uns aufhalten: Größe und Gewicht ermöglichen es uns, es immer dabei zu haben und vom digitalen Informationsfluss nie abgeschnitten zu sein.

Für uns Eltern bedeutet das, in unserer Erziehungsarbeit immer wieder das Gefühl zu verspüren, die Kontrolle zu verlieren.

Stehen wir nicht alle immer wieder vor denselben Fragen? Wo und wie stark ziehe ich die Grenzen? Wie vermittele ich meinen Kindern Medienkompetenz und dass sie nicht im „digitalen Mainstream“ mitschwimmen müssen und trotzdem tolle, interessante Menschen sein können?

Wie stärke ich ihr Selbstbewusstsein, in dem Moment, in dem sie sich dem Sozialdarwinismus entziehen, der sie permanent unter Druck setzt: Entweder machst du mit bei dem Selbstoptimierungswahn auf Social Media oder du bist draußen?

Ich habe drei Kinder. Eins am Beginn der Pubertät, eins mittendrin und das dritte im Übergang von der behütenden Jugend zum Erwachsenwerden. Alle drei fordern mich täglich im Umgang mit den digitalen Medien auf ihre eigene Weise und ich sehe es als eine der wichtigsten Aufgaben an, ihnen die negativen Folgen des überbordenden Smartphone-Konsums immer wieder vor Augen zu führen, um sie vor den Gefahren und gesundheitlichen Schäden zu schützen, die sie heute weder erkennen noch abschätzen können, die im Verlauf der letzten fünf Jahre aber schon umfangreich in internationalen Studien untersucht und belegt wurden. Fakten, die wir nicht mehr ignorieren können, wenn wir unseren Kindern nicht schaden wollen! Fakten, die wir uns bewusst machen müssen, wenn wir die Zusammenhänge erkennen und verstehen wollen.

Fakten, die leider aber einen Großteil der Öffentlichkeit nicht erreichen. Auch weil viele klassische Medien gern wegschauen und diese Themen lieber verdrängen, denn sie sind ja gerade auch dabei, ihre Informationsangebote auf den sozialen Plattformen auszubauen, um die jungen Zielgruppen besser zu erreichen. Dass sie die Abhängigkeit und die Smartphone-Sucht junger Menschen damit verstärken, den Gedanken weichen sie lieber aus. Viele Menschen lesen auch entsprechende Fachbücher oder hintergründige Zeitungsartikel nicht oder es fehlt ihnen das Interesse an diesen Themen. Es ist ja so viel einfacher, sich dem Strom der Oberflächlichkeit und Bequemlichkeit hinzugeben und Dinge geschehen zu lassen, sich dem Mainstream eben anzupassen und mitzuschwimmen in der Gleichförmigkeit. Der Mensch ist eben ein Gewohnheitstier und wenn er keine Ahnung hat, folgt er lieber der breiten Masse. Was alle machen, nehmen viele an, wird schon richtig sein.

Aufklären und informieren, Kinder im Umgang mit Medien zu sensibilisieren und sie auf die positiven, aber auch negativen Folgen der Internetnutzung aufmerksam zu machen, dieser Aufgabe werden in diesem Zusammenhang meiner Ansicht nach auch die Schulen nicht ausreichend gerecht. Noch immer gibt es das Fach Medienkompetenz nicht verpflichtend an allen Schulen, obwohl Experten vielen Kindern einen problematischen Internetkonsum attestieren, was die Inhalte angeht, mit denen sich die jungen Menschen häufig beschäftigen. Es hängt vom Zufall und der Bereitschaft der Lehrer*innen ab, ob sie ihren Schüler*innen Medienkompetenz vermitteln oder sie einfach per se voraussetzen. Das ist doch nicht mehr zeitgemäß und auch ein Stück weit verantwortungslos!

Handy und Computer verdrängen immer häufiger Stift und Papier. Immer weniger Grundschulkindern gelingt es, eine leserliche Handschrift im Laufe ihrer Schulzeit zu entwickeln und sich die Welt Buchstabe für Buchstabe zu erschließen und sie somit förmlich zu „begreifen". Digitalisierung first, Nachdenken second.

Wir produzieren künstliche Dummheit.

Lernen mit digitalen Medien wird völlig unkritisch von vielen Lehrenden als die richtige Methode verkauft, um Medienkompetenz zu erlangen und den eigenen Lernerfolg zu steigern. Doch das Gegenteil ist der Fall und genau hier fehlt vielen Lehrer*innen der Einblick in die aktuelle Studienlage. Ebenso wie vielen Politiker*innen, die jetzt mit der Verabschiedung des Digitalpaktes deutsche Klassenzimmer flächendeckend digital aufrüsten und der Bevölkerung damit suggerieren wollen, auf diese Weise endlich den internationalen Bildungsrückstand aufholen zu können.

Dass hinter der smarten Weltbeglückung milliardenschwere Gewinne für die Netzkonzerne winken und wir deren Einfluss und Macht kontinuierlich steigern, wird dabei nur allzu gern verdrängt.

Ich möchte nicht pessimistisch wirken, doch die Aussicht, dass die nächste Lehrergeneration an den Universitäten in den Startlöchern steht, die mit dem Smartphone und Computer groß geworden ist, eigene Suchttendenzen entwickelt hat und vermutlich noch unkritischer diesen Lernmethoden gegenübersteht, wird die Situation in den Schulen nicht leichter machen.

Was kaum einer weiß, was aber empirisch nachgewiesen wurde: Allein die Präsenz eines Smartphones auf dem Schreibtisch schränkt – beziehungsweise schraubt – die kognitive Leistungsfähigkeit, also das Denkvermögen, eines jungen Menschen runter. Das sollte uns zu denken geben. „Die kognitive Leistungsfähigkeit beschreibt die gesamte Funktionsweise und Effektivität unseres Gehirns".[1]

Je höher die kognitive Leistungsfähigkeit, desto effektiver und besser funktionieren sämtliche kognitiven Fähigkeiten. Als Grundlage menschlichen Denkens gehören dazu z. B. Aufmerksamkeit, Konzentration, Erinnerung, aber auch Kreativität, Planen, Schlussfolgern und eine besondere Vorstellungskraft. Ein gut ausgeprägtes Kindergehirn kann schneller Probleme lösen, Zusammenhänge deutlicher erkennen und Informationen besser verarbeiten. Damit sich kognitive Fähigkeiten gut entwickeln können, braucht ein Kind eine gute Bindung zu einer Bezugsperson. Die kann aber definitiv nicht durch das Handy ersetzt werden, wie es heute nicht selten passiert.

Wir haben gegenüber unseren Kindern die Verantwortung, ihnen auch die Nachteile des täglichen Smartphone-Konsums bewusst zu machen, denn nur, wenn wir unsere Verhaltensweisen und Gewohnheiten hinterfragen, was wir da eigentlich tun und warum, nur dann gelingt es uns, Dinge zu reflektieren und bewusst anders zu handeln und neue Entscheidungen zu treffen – im Sinne unserer Gesundheit und einer positiven altersgerechten Entwicklung unserer Kinder. Und dazu soll mein Buch einen Beitrag leisten, indem es unterschiedlichste Aspekte veranschaulicht und Eltern damit eine Hilfestellung gibt.

Norwegen. Mit diesem Land verbinde ich in erster Linie, extreme Natur, Weite, Stille, wenige Menschen ... doch auch hier haben das Smartphone und alle anderen digitalen Medien den Alltag der Menschen fest im Griff. Tatsächlich sogar noch um einiges schlimmer als in der Heimat, was ich so nie angenommen hätte. Aber dazu später mehr.

Zurück zur Kabelfähre, meine Joggingrunde ist beendet. Ich werde in eine willkommene Pause gezwungen. Ich habe übrigens kein Handy dabei.

Drüben auf der anderen Seite schleppt ein Handwerker gerade eine Holzbohle bergab zur Fähre. Sein Kollege wartet, um ihn zur anderen Seite zu bringen. Ich beobachte die beiden, die ohne Hast und Hetze ihren Aufgaben nachgehen. Ohne Smartphone, ohne Kopfhörer, frei und ungezwungen und fasse einen Entschluss. Ich werde das Buch schreiben, ich habe genau ein Jahr Zeit.

Die Insel Brønnøya wird dabei sicher noch häufiger Ausgangspunkt meiner kreativen Gedanken sein. Schön, Brønnøya, dass es dich gibt.

1.

Ankommen in einem neuen Land

Ich sitze am Esstisch im Wohnzimmer und schaue in die Ferne. Vor meinen Augen erhebt sich ein faszinierender Berg überzogen mit Nadelhölzern und Laubbäumen. Eigentlich ein wunderschöner Anblick, der mich glücklich machen sollte, doch ich habe schlecht geschlafen, schlecht geträumt, meine Gefühle fahren Achterbahn. In mir macht sich eine Leere breit, die jedem Optimismus und jeder Zuversicht den Raum nimmt. Offensichtlich ist es die Macht der Gewohnheit, die mich irritiert, mir meine Orientierung nimmt. Schlagartig wird mir an diesem Morgen klar, dass sich mein bisheriges Leben, mein Alltag, meine Gewohnheiten für eine bestimmte Zeit ändern werden und mich das verunsichert. Jetzt ist meine Resilienz gefragt, also die Bewältigungs- und Widerstandsfähigkeit gegenüber Stress unterschiedlichster Art. In meinem Fall ist es das Neue, das Unbekannte. Und meine Fähigkeit, mit diesen Veränderungen umzugehen und mit ihnen klarzukommen. Ankommen ist der erste Schritt, der aber auch Zeit braucht. Und einen bewussten Willen, auch ankommen zu wollen – in einem Land, das eigentlich alles bietet: Eine berauschende Natur, einen entspannten Lebensstil, ein gutes Sozial- und Bildungssystem, eine florierende Wirtschaft, einen gut funktionierenden Arbeitsmarkt und eine offene und tolerante Gesellschaft.

Ich könnte in diesem Moment mein Smartphone nehmen und in die digitale Welt eintauchen, um meine Einsamkeit zu überwinden, denn dort kann ich mir ja sicher sein, dass mich Informationen überfluten und von meinen Gedanken ablenken. Doch halt:

Kein Algorithmus soll mir vorschlagen oder vorschreiben, was mich glücklich macht oder machen könnte. Mein Smartphone soll nicht mein sozialer Begleiter sein, der meine Wunden leckt. Es ist und bleibt ein Arbeitsgerät. Für mich gibt es eine Alternative, die mir schon immer im Leben geholfen hat, Stabilität zu finden. Raus in die Natur. Waldbaden. So wird das heute genannt.

2.

Ein kleiner Waldexkurs

Waldbaden ist ein Trend, der aus Japan kommt und 1982 dort von der staatlichen Forstbehörde etabliert wurde. Die Idee hinter dem millionenschweren Forschungsprogramm: Ausflüge in den Wald sollten in den Alltag als Bestandteil eines guten Lebensstils integriert werden. Wissenschaftler*innen machten sich schnell daran, die medizinische Wirkung des „Waldbadens“ zu untersuchen. In mehreren Studien konnten sie nachweisen, dass ein Besuch im Wald wie eine Art Aromatherapie wirkt, die die Gesundheit fördert. Wie darf man sich das vorstellen? Laut der Wissenschaftler*innen wird das Immunsystem eines Menschen durch das Einatmen von ätherischen Ölen, die die Bäume in die Luft abgeben, gestärkt.

Unser Körper produziert demnach aufgrund der in der Waldluft enthaltenen Terpene – das sind die Hauptbestandteile der in Pflanzen produzierten ätherischen Öle – verstärkt sogenannte Killerzellen. Das wiederum sind die Zellen unseres Immunsystems, die von Krankheitserregern befallene Körperzellen oder Krebszellen erkennen und diese abtöten. Außerdem zeigten die Studien, dass Waldspaziergänge Angstzustände, Depressionen, Wut und Stresshormone abbauen und dadurch die Vitalität steigt. Blutdruck, Kortisol – das ist das Stresshormon, das Abbauprozesse im Körper aktiviert, die wiederum Energie bereitstellen – und Puls sinken.

Dabei kommt es nicht darauf an, dass man durch den Wald rennt und sich anstrengt. Ganz im Gegenteil. Es reicht, einen entspannten Spaziergang zu machen. Die positiven Effekte zeigten sich in den Studien schon „nach nur einer Stunde im Wald“.[2]

Diese Ergebnisse wurden auch von der Politik aufgegriffen und das sogenannte „Shinrin-yoku" wurde damit zu einer anerkannten Stress-Management-Therapie, die seitdem vom japanischen Gesundheitswesen gefördert wird. 2012 hat sich an japanischen Universitäten zu dem Thema sogar eine eigene wissenschaftliche Fachrichtung etabliert. Die „Forest Medicine", die in dem Bereich forscht, aber auch eine fachärztliche Spezialisierung anbietet. Waldmedizin ist längst nicht mehr nur ein Thema in Japan. Mittlerweile begeistern sich Wissenschaftler*innen in der ganzen Welt dafür und setzen sich mit den neuen Erkenntnissen auseinander. Im Fokus der Untersuchungen stehen vor allem Stadtmenschen. Sie haben Untersuchungen zufolge aufgrund von dauerhaftem Stress, Lärm, Beschleunigung und der Hektik des Großstadtlebens ein 40 Prozent höheres Risiko als Menschen auf dem Land, psychisch zu erkranken.[3]

Deswegen werden ihnen Aufenthalte im Wald regelrecht „verordnet". In Japan gibt es beispielsweise den Nationalen Erholungswald von Akasawa, ein spezielles Waldgebiet, das zum Waldtherapiezentrum ernannt wurde. Jedes Jahr lockt es bis zu fünf Millionen Japaner an. In Südkorea sind in der Nähe von Städten *„Forest Bath Parks"* angelegt worden und außerdem fünf große *„Natural Recreation Forests"* im Norden des Landes entstanden.

Und auch in Deutschland gibt es erste Bestrebungen, große „Heilwälder" auszuweisen und zu vermarkten.

Deutsche und österreichische Wissenschaftler*innen sind dabei, zu untersuchen, ob die Forschungsergebnisse aus Japan auf unseren heimischen Naturraum übertragbar sind. Sie gehen der Frage nach, ob Eichen, Buchen und Birken dieselbe medizinische Wirkung haben können wie ihre japanischen „Verwandten" – die Zedern, Lerchen und Pinien.

Mit der positiven Wirkung, die ein Wald bzw. Natur ausstrahlt, haben sich auch immer wieder Evolutionsbiologen*innen und Biologen*innen auseinandergesetzt – wie z. B. der Österreicher Clemens Arvay in seinem 2016 erschienenen Buch *„Der Biophilia-Effekt"*. Demnach ist unsere Verbindung mit der Natur „das Resultat eines Jahrmillionen-langen Evolutionsprozesses." Die Natur sei unser evolutionäres Zuhause und deswegen liege in dieser archaischen Verbindung die Möglichkeit grüner Heilung. Ich interpretiere daraus, die Liebe und die Sehnsucht zur Natur steckt sozusagen in unseren Genen und sollte deswegen etwas völlig Normales sein. Aber ist es das noch? Ist der Wald beispielsweise für unsere Kinder noch ein „Abenteuerspielplatz", durch den man streicht, in dem man Höhlen baut, Versteck oder Räuber und Gendarm spielt?

Das Problem. Viele nehmen sich gar nicht mehr die Zeit, in den Wald zu gehen, denn die Zeit wird ja aufgefressen von unserem Smartphone-Konsum. Und ehe wir uns versehen, ist der Tag schon wieder um und der Waldspaziergang ausgefallen. Ähnliches gilt für unsere Kinder. Nur noch wenige verbringen ihre Kindheit mit Spielen im Wald. Bei meinen war das glücklicherweise anders. Die sind im Grundschulalter in die Wälder gezogen, waren mehrere Kilometer entfernt von Zuhause den ganzen Nachmittag unterwegs. Haben Baumhäuser gebaut oder sind mit ihren Mountainbikes in den Wald gefahren und haben sich eigene Trails gebaut.

Auch das Institut für Public Health und Versorgungsforschung der Ludwig-Maximilians-Universität in München hat sich mit aktuellen Studien und der Frage beschäftigt, ob naturbelassene Landschaft positive Effekte auf Gesundheit und Wohlbefinden hat. Auch dort ist man zu dem Ergebnis gekommen, dass Menschen in einem grünen Umfeld schneller gesund werden. Durch das schonende Klima des Waldes käme es nachgewiesenermaßen zu einem Erholungseffekt durch Stressreduktion. Auch die Leistungsfähigkeit des Immunsystems würde zunehmen, heißt es.[4]

Doch was ist bloß los mit uns?

Im Wald dem Alltag entfliehen, sich eine Pause gönnen und die Sinne schärfen – das bieten mittlerweile sogar Diplompädagogen*innen und Stresscoaches in Kursen an, weil viele Menschen offensichtlich das Natürlichste auf der Welt verlernt haben: Sich zu spüren, sich zu finden und Energie zu tanken in der Natur. Der Wald, eigentlich ein natürlicher Rückzugsort, wird heute angeboten als

Behandlungszimmer. Es geht um Sehen, Hören, Riechen und Fühlen. Seine Schritte spüren, wenn man über einen weichen, federnden Boden oder über harte Felswege geht.

Die würzige Luft riechen, das milde schimmernde Licht wahrnehmen, die klare, frische, teils feuchte Luft einatmen, den Wind spüren, der die Baumwipfel wiegen und die Blätter rascheln lässt.

Die Konzentration auf den Moment soll die Gedanken und das, was uns täglich beschäftigt, was war, was ist, was kommen wird, ausschalten und uns ein gutes Gefühl vermitteln.

Schon Johann Wolfgang von Goethe sagte: *„In der Natur geschieht nichts, was nicht in Verbindung zu dem Ganzen steht."* Ein ähnlich schönes Zitat gibt es von dem schottisch-US-amerikanischen Naturphilosophen John Muir: *„Besteige die Berge und empfange ihre Neuigkeiten. Der Frieden der Natur wird in dich hineinfließen, wie der Sonnenschein in die Bäume fließt. Die Winde werden ihre Frische in dich hineinwehen, die Stürme ihre Energie, während deine Sorgen wie Blätter im Herbst von dir abfallen werden."*

Aber warum müssen wir dazu von ausgebildeten Experten*innen an die Hand genommen werden? Warum brauchen wir Kurse, Coaches, Ratgeber? Steckt nicht in jedem von uns das existenzielle Bedürfnis nach Natur? Warum geht uns unser natürliches Bauchgefühl immer mehr verloren?

Sicherlich auch, weil in unserer Welt der Individualismus dominiert. Der permanente Drang zur Selbstoptimierung, dem gerade Kinder, besonders Mädchen, die viel am Smartphone hängen und in sozialen Netzwerken unterwegs sind, eigentlich täglich oft mehrere Stunden ausgesetzt sind.

Sie werden ständig mit neuen Trends konfrontiert und in ihren Verhaltensweisen unbewusst gesteuert. Für jede Frage gibt es im Internet einen Ratgeber, der uns die Entscheidung abnimmt, die wir sonst mit unserem natürlichen Bauchgefühl getroffen hätten.

Alles wird gegoogelt. Ich erinnere mich in diesem Zusammenhang an eine Geschichte meiner Hebamme, die damals bei der Geburt meines dritten Kindes sagte, junge Eltern werden immer unsicherer. Sie können kaum noch intuitiv aus dem Bauch heraus entscheiden, was ihrem Kind guttut, was ihr Kind braucht, wann es z. B. schlafen sollte.

Hinzu kommt der Druck durch unsere stets auf Wachstum ausgelegten Wirtschaftssysteme, etwas leisten zu müssen, zu funktionieren, ziel- und „output-orientiert". Es herrscht ein starker normativer Druck.

Da ist es nicht verwunderlich, dass die Zahlen an Patienten, die unter Burn-out und Belastungsstörungen leiden durch zu viel Technik, aber auch durch eine überzogene Erwartungshaltung – auch gerade junge Menschen – kontinuierlich steigen.[5]

Womit viele gar nicht mehr gut klarkommen: Mit den Konsequenzen, wenn mal etwas nicht mehr so läuft wie geplant. Wenn man es nicht schafft, mitzuhalten mit den Größenfantasien und dem perfekten Leben der anderen.

3.

Früher war nicht alles, aber einiges besser

Wie gut, dass wir in den 70er- und 80er-Jahren noch anders groß geworden sind. Schon der Schulweg war ein unvergessliches Erlebnis – und das tagtäglich. Im Kiosk an der Ecke kauften meine Freunde und ich heimlich für ein paar Pfennig Süßigkeiten. Eine gemischte Tüte, so hieß das damals! Wir balancierten auf Mauern, quatschten, lachten und ließen uns treiben. Im Winter schmissen wir Schneebälle durch die Gegend und schlitterten mit unseren Stiefeln über Eisflächen auf der Straße. Wir waren nie allein. Freundschaften konnten sich weiter verfestigen, Angst kannten wir nicht. Hatte das Fahrrad einen Platten, konnten wir glücklicherweise nicht Mutti anrufen, sondern schoben nach Hause. In meinem Fall fast 6 Kilometer. Egal, so verlängerte sich der heiß geliebte Schulweg, der später im Teenager-Alter natürlich noch schöner wurde. Nämlich dann, wenn man mit seinem heimlichen Schwarm nach Hause fuhr.

Kaum Zuhause ging es kurz nach dem Mittagessen wieder raus. Dann lungerten und stöberten wir kleinen Strolche – oft kilometerweit vom Elternhaus entfernt – durch die Wälder, bauten Flöße, Baumhäuser und kamen erst bei Einbruch der Dunkelheit wieder zurück. Alle positiven Effekte, die heute kommerziell beim Waldbaden verkauft werden, hatten wir von frühester Kindheit umsonst, wie praktisch. Gelebte Freiheit. Gelebtes Risiko. Wir haben dabei auch gelernt, verantwortungsvoll mit Gefahren umzugehen, sie zu erkennen und ihnen rechtzeitig auszuweichen.

Spielende Kinder im Wald, die Verstecke bauen und Räuber und Gendarm spielen, auch das ist heutzutage leider eine Seltenheit. In einem Zeitungsartikel habe ich sogar mal gelesen, dass die Hälfte der deutschen Kinder nach einer Umfrage der deutschen Wildtierstiftung noch nie auf einen Baum geklettert ist, Stand 2015.[6]

Man darf davon ausgehen, dass diese Zahlen sich bei steigendem Medienkonsum wohl kaum verbessert haben dürften.

Im Gegenteil. Verwaiste Kinderspielplätze, leere Gärten, kinderarme Spielstraßen sind schon zu einem gewohnten Alltagsbild geworden. Hier in Norwegen sieht das kaum anders aus. Zwar verfügen die Norweger über viel Platz und Natur, spielende Kinder auf der Straße oder im Garten sieht man aber auch nur selten. Wenn man Kinder auf der Straße trifft, dann haben sie meistens das Handy in der Hand, spielen „Pokémon Go", machen Selfies oder checken Nachrichten.

Viele Kinder dürfen sich heutzutage außerdem kaum noch von ihrem Elternhaus entfernen. Ihr Bewegungsradius ist seit den 60er-Jahren von mehreren Kilometern auf 500 Meter geschrumpft. Wie bedauernswert. Was soll man da entdecken können?

Hinter dem überzogenen Kontrollwahn der Eltern steckt mitunter pure Angst. Angst davor, das eigene Kind zu verlieren. Dann hängt man es doch lieber an die lange – manchmal auch an die kurze oder digitale – Leine und fährt es mit dem Auto durch die Gegend, auch wenn die Strecke eigentlich zu Fuß zu bewältigen wäre. Doch das Leben ist nicht gefährlicher geworden; seit den 70er-Jahren ist die Kriminalitätsstatistik bei Sexualmorden beispielsweise rückläufig.[7]

Waren Eltern zu meiner Zeit verantwortungslos? Ich denke nicht. Sie haben uns das Maß an Freiheit gegeben, das für eine gesunde Entwicklung wichtig war. Haben uns Raum für Kreativität gelassen, die wir dann auch tatsächlich immer mal wieder aus Langeweile entwickelt haben. Uns loszulassen, dahinter steckte manchmal sicher auch purer Eigennutz der Eltern, um ihre Ruhe zu haben.

Die Elterngeneration von heute ist einerseits ängstlich, doch wenn es um den Umgang mit Smartphones geht, mit dem ein

Großteil der Kinder ein Drittel des Tages verbringt, werden reale Gefahren gern ignoriert. Immerhin bietet das Smartphone Kindern den einfachsten Zugang zu kriminellen Milieus im Internet. Das darf man nicht unterschätzen.

Die Wahrscheinlichkeit, dass Kinder dort auch tatsächlich mal landen, ist hoch. Trotzdem bekommen immer jüngere Kinder ein Smartphone an die Hand. In der Altersgruppe 6 bis 7 Jahre besitzen schon 6 % ein eigenes Handy, in der Gruppe 8 bis 9 Jahre sind es schon 33 %, bei 10- bis 11-Jährigen 75 % und zwischen 12 und 19 Jahren haben 95 % der Jugendlichen ein Smartphone in Deutschland, Stand 2019.[8]

Es ist davon auszugehen, dass die Zahlen weiter steigen werden in den kommenden Jahren.

Komisch, ins Rotlichtmilieu auf die Reeperbahn in Hamburg würden wir Eltern unsere Kinder doch unter 18 Jahren auch nicht lassen, oder? Wieso wird ausgerechnet bei der Smartphone-Nutzung so großzügig agiert und Gefahren in Kauf genommen? Ein meiner Meinung nach nicht haltbarer Widerspruch zu den sonst so überzogenen Ängsten, was den Schulweg und das Aufhalten in der Natur angeht.

Wir Eltern sollten uns das immer wieder bewusst machen, sonst sehe ich schwarz für unsere Kinder.

In meiner eigenen Erziehung habe ich in den letzten zwanzig Jahren versucht, meine Kinder immer wieder dazu zu motivieren, so viel Zeit wie möglich draußen in der Natur zu verbringen, auf Entdeckungstour zu gehen, mit dem Fahrrad von A nach B zu fahren, oder einfach auf der Straße zu spielen – Fußball, Basketball, Skateboarden, etc. Als sie klein waren, habe ich immer aktiv mitgemacht, wenn ich Zeit hatte. Nicht selten haben wir in der Nachbarschaft durch unser Verhalten Unmut produziert, denn Kinder machen schließlich Lärm. Eine mittlerweile kinderentwöhnte Gesellschaft kann das nur schwer ertragen. Und so wurden wir von vorbeifahrenden Autos oder Radfahrern nicht selten angepöbelt, wenn wir uns erlaubten, auf der Straße auf einen Basketballkorb zu werfen.

Egal, wir haben trotzdem weitergemacht, zum Glück. Und hatten zudem eine Menge Spaß.

Vor einiger Zeit habe ich eine Dokumentation über die 80er-Jahre im Ersten Deutschen Fernsehen gesehen, gemeinsam mit meinen drei Kindern. Sie waren fasziniert von dieser Zeit und konnten recht schnell die Unterschiede zu ihrem heute eher handygesteuerten Leben erkennen. Breakdancen, BMX, Rollerblades und Skateboard fahren, wir waren in den 80ern immer aktiv und immer in großen Gruppen zusammen. Fernsehen wurde limitiert, Telefonieren im Festnetz ebenso. Da blieb uns nichts anderes übrig, als rauszugehen und Spaß mit unseren Freunden zu haben. Sozialisiert wurden wir auf der Straße, ein noch heute unschätzbarer Wert. Meinen Kindern wurde bei der Doku schlagartig bewusst, wie zeitfressend ihr Medienkonsum ist, zulasten der Pflege echter Freundschaften. Sich täglich um 100erte Follower*innen zu kümmern, die man teilweise noch nicht einmal persönlich kennt, ist schon eine zeitaufwendige Herausforderung. Sinn und Zweck dieser Social-Media-Freunde haben sich mir bis heute nicht wirklich erschlossen.

Draußen in der Natur zu sein und zu spielen, steckt noch heute in unseren Genen. In den ersten Wochen hier in Oslo haben wir immer wieder im Garten zusammen Beachvolleyball gespielt. Für die Norweger war das offensichtlich ein so ungewohntes Bild, dass mein 19-Jähriger vor ein paar Wochen von einer Nachbarin darauf angesprochen wurde. Allerdings im positiven Sinne. Sie fand das toll und fühlte sich durch uns an ihre eigene spielintensive Kindheit erinnert. Bedauerte aber gleichzeitig, wie schwer es in der norwegischen Gesellschaft ist, die eigenen Kinder raus vor die Haustür zu bekommen. Die Mehrheit verbringt drinnen vor den Geräten den Großteil ihrer Freizeit. Digitale Kontakte haben hier leider Vorrang. „*Vi kan bli venner på facebook*“ ... „*wir können uns auf Facebook anfreunden*“, der beliebteste Weg eines Norwegers, eine Beziehung aufzubauen und sie dann auch auf Distanz intensiv zu pflegen – neben Facebook noch um einiges intensiver auf Instagram oder Snapchat.

Ich mache mich auf den Weg zu dem Berg, auf den ich gerade noch vom Wohnzimmer aus geschaut habe. Drei Frauen mit Hunden begegnen mir. Alle drei mit Stöpseln in den Ohren und dem Smartphone in der Hand. Sie haben weder einen Blick für die Schönheit der Umgebung noch die entsprechende Aufmerksamkeit für das Tier, mit dem sie ja eigentlich unterwegs sind und kommunizieren sollten. Einer der Hunde ist offenbar noch jung und ungestüm. Vergeblich versucht er, die Aufmerksamkeit seiner Herrin zu erlangen, indem er in die Luft springt und spielerisch an der Leine schnappt. Dieses Schauspiel kann ich einige Zeit lang beobachten, doch die Frau schaut weiter völlig unbeeindruckt auf ihr Handy und zerrt ihr Tier schließlich weiter. Ein skurriler Moment, denn gerade Hunde sind doch soziale Wesen, die Ansprache und Austausch brauchen. Eigentlich genauso wie unsere Kinder, doch auch hier mache ich in meinen ersten Wochen in Norwegen skurrile Erfahrungen, doch dazu später mehr. Übrigens nach meiner Wanderung auf den Berg waren alle negativen Gefühle wie weggeblasen. Die Aussicht vom Skogumåsen auf die Weltstadt Oslo kann gigantischer nicht sein und verschlägt einem den Atem. Oslo von oben. Besser geht es nicht!

4.

Norwegen im Handy-Rausch

Fast das komplette Leben hier in Norwegen ist digitalisiert. Schon nach wenigen Wochen in diesem Land wird mir bewusst: Hat man das Smartphone nicht dabei, ist man verloren.

Wahrscheinlich ist die Handydichte in der Gesellschaft auch deswegen so unfassbar hoch. Zu meinen, man könne sich dem entziehen, ist ein schwieriges und fast schon aussichtsloses Unterfangen. Trotzdem versuche ich jeden Tag, all meine Kraft aufzubringen, um meinen Kindern Grenzen zu setzen, mich immer wieder heftigen Diskussionen zu stellen, um sie am Ende hoffentlich mit guten Argumenten davon zu überzeugen, dass ich es nur gut mit ihnen und ihrer Gesundheit meine.

Wobei ich an dieser Stelle nicht falsch verstanden werden möchte. Ich bin nicht technikfeindlich eingestellt und ich lehne die Geräte auch nicht generell ab. Ich möchte nur das Bewusstsein stärken, dass man mit den digitalen Geräten achtsamer umgehen sollte. Wie der Hirnwissenschaftler Prof. Manfred Spitzer es sehr treffend auf den Punkt bringt: *„Die Dosis macht das Gift!“*

Kontrolle ist der beste Selbstschutz und genau diese Selbstkontrolle müssen wir unseren Kindern beibringen.

Der Norweger selbst scheint diese kritische Selbstreflexion verloren zu haben und merkt gar nicht mehr – oder will es vielleicht auch gar nicht mehr merken – wie sehr sich das Smartphone in seinen Alltag eingeschlichen hat. Wie es sozusagen mit dem eigenen Körper fast schon verschmolzen und ein liebgewonnener Teil geworden ist. Im Café, in der Bahn, in der Handballhalle, auf dem

Bahnsteig, sogar auf dem Pferd beim Reiten – überall ist das Gerät präsent. Steckt es in der Jacken- oder Hosentasche und ein Norweger kommt irgendwo an, dauert es – nach meinen Beobachtungen – keine fünf Sekunden, bis die Hand zielgerichtet in die Tasche greift und das Smartphone an die frische Luft befördert.

Es kommt einem manchmal vor, als ob unsichtbare Kräfte die Menschen wie Marionetten steuern. Der Erfinder von Facebook hat es geschafft, Milliarden Menschen zu willenlosen und gedankenlosen Maschinen abzurichten. Als wir beispielsweise einmal im Zentrum von Oslo in der Fußgängerzone zufällig auf eine Blaskapelle stießen, spielte sich immer wieder dieselbe Szene ab. Norweger kamen, zückten ihr Handy und hielten es blitzschnell in die Luft, um Fotos oder Videos von dem Ereignis zu machen. Ein Massenphänomen, dem sich offensichtlich kaum einer, der sich dieser Situation näherte, entziehen konnte. Kaum einer sah sich das Musikschauspiel wirklich in Ruhe an, alle waren im Prinzip nur halb dabei. Und das bei einer Sache, die noch nicht einmal so außergewöhnlich war, dass man es hätte rechtfertigen können, dieses Erlebnis unbedingt abfilmen zu müssen, um es so schnell wie möglich auf einer der sozialen Plattformen zu posten.

In solchen Situationen frage ich mich immer wieder: Denken die Menschen über ihr Handeln und den Sinn und Zweck überhaupt noch nach oder sind es reine Automatismen und der Gruppendruck, der sie dazu verleitet, sich genauso dämlich zu verhalten wie alle anderen? Wobei hier an dieser Stelle natürlich fairerweise angemerkt werden muss, dass dieses Gruppenverhalten ein globales Phänomen ist und nicht nur ein Problem in Norwegen. Milliarden Menschen auf der Welt können nicht mehr ohne, egal, wohin sie gehen. Immer ist das Smartphone dabei und ermöglicht ihnen Zugang zu allem, zu Infos, zu Freunden, zu Werbung, zum Shopping, zu Videos und Filmen etc. und alle fallen auch denselben Abhängigkeiten zum Opfer.

Es ist mittlerweile auch ein Massenphänomen, dass Norweger mit ihrem Telefon durch die Gegend marschieren, quasi Gassi gehen, und – ja richtig – beides gleichzeitig tun, gehen und Social Media bedienen. Das verlangt natürlich ein Höchstmaß an Koordination, die weite Teile der Bevölkerung jedoch bereits perfekt beherrschen. Ein putziger, aber auch verstörender Anblick: An der linken Schulter hängt die Designer-Handtasche, in der rechten Hand liegt das Handy, das mit einem Abstand von etwa zwanzig Zentimetern direkt vors Gesicht gehalten wird und die gesamte und volle Aufmerksamkeit seines Besitzers bündelt. Fast wie mit einer Trophäe geht der Norweger mit „mobilen" spazieren.

Bei meiner ersten Bahnfahrt in die City von Oslo bin ich ziemlich verwundert. Fast jeder im Zug glotzt auf sein Smartphone, es ist mucksmäuschenstill – fast schon gespenstisch. Ich packe meine Zeitung aus und komme mir vor wie ein Fremdkörper, denn mit meinem Zeitungsrascheln durchbreche ich ja die tiefe Stille im Zugabteil und ernte den einen oder anderen irritierten und genervten Blick. Ja, auch in Deutschland hat sich die Atmosphäre in Zügen verändert, aber noch nicht ganz so heftig wie hier. Bei meinem letzten Besuch in Hamburg habe ich ganz bewusst darauf geachtet und festgestellt: In deutschen Zügen gibt es tatsächlich derzeit noch mehr Gespräche als in norwegischen Zügen. Auf den Bahnsteigen bietet sich ein ähnliches Bild. Auch hier ist die Handydichte in „Norge" deutlich höher als in Deutschland. Von 40 wartenden Norwegern blicken – wenn's hochkommt – vielleicht zwei nicht auf ihr Handy. Alle anderen stehen mit geneigten Köpfen gefesselt von aktuellen Social-Media-Inhalten da und werden in ein paar Jahren mit Sicherheit Nackenprobleme haben – zur Freude der Physiotherapeuten*innen.

Private Termine, sei es im Sport oder in anderen Gemeinschaften, regeln die Norweger über Facebook. Bloß nicht persönlich miteinander reden, lautet die Devise. Das könnte ja anstrengend werden, da man mit direkten Reaktionen rechnen muss, mit denen man sich dann auch prompt auseinanderzusetzen hat. Da läuft die Facebook-Kommunikation doch um einiges geschmeidiger ab.

Häufig wird dabei allerdings völlig außer Acht gelassen, dass hier doch ziemlich private Dinge geteilt werden, die man eigentlich lieber persönlich besprechen sollte.

Ein Beispiel: Neulich postete die „Teammanagerin“ der Handballmannschaft meines Sohnes folgendes Anliegen. Man hatte bei einem Handballspiel festgestellt, dass einige der Jungs hungrig und müde zum Spiel gekommen waren, weil sie wohl Zuhause kein Mittagessen mehr bekommen hatten. Was folgte war eine Belehrung, dass die betreffenden Eltern doch bitte ihre Kinder „füttern“ sollen, denn schließlich brauche man in der Pubertät viel Energie.

Innerhalb weniger Minuten hatten diese Belehrung tatsächlich neun Gruppenmitglieder „gelikt“, ob darunter auch die betreffenden Eltern waren, die das Problem produziert hatten, bleibt ein Geheimnis. Ebenso wie die Frage, ob sie sich vielleicht zu Unrecht kritisiert fühlten.

Es ist ein Stück weit beschämend, dass wir uns offensichtlich nicht mehr die Mühe machen, Kritik persönlich mitzuteilen und dem anderen dabei in die Augen zu schauen. Auf seine Reaktion zu warten und dann eine Lösung zu finden. Face-to-Face.

In einer Gesellschaft wie Norwegen, in der die Menschen ohnehin sehr introvertiert sind und Gefühle ungern und selten zeigen, in einer Gesellschaft, in der jungen Menschen nicht beigebracht wird, für die eigene Meinung einzutreten, sondern lieber alles überwiegend kritiklos hinzunehmen und am Ende zu sagen „det går bra“ (alles gut), sehe ich die Entwicklung, wie sich Facebook immer weiter ausbreitet und in die letzten Winkel unseres Privatlebens vordringt, noch kritischer, denn damit liefern sich die Menschen quasi einem Gerät aus und verlieren ihre Kommunikationsfähigkeit und Empathie. Sie verlernen, zu streiten, zu diskutieren, die Meinung des anderen auszuhalten, Kompromisse und Lösungen im Gespräch zu finden und isolieren sich damit letztlich immer mehr. Für das Zusammenleben in einer Gesellschaft kann das nur kontraproduktiv sein.

Wer Facebook in Norwegen nicht hat, ist ausgeschlossen von der Kommunikation und riskiert – vor allem, wenn man neu ist als Ausländer in diesem Land – missverstanden zu werden. Der Norweger an sich erwartet, dass man sich der jeweiligen Facebook-Gruppe anschließt und bitte auch mindestens stündlich checkt, ob neue Nachrichten eingegangen sind, die man zu beantworten hat. Tut man das nicht und ignoriert mögliche Verabredungen oder Absprachen, produziert man schnell enttäuschte Erwartungen oder bekommt wichtige Informationen einfach nicht mit. Es wird sich aber auch nicht die Mühe gemacht, denjenigen dann anderweitig beispielsweise durch einen direkten Anruf zu kontaktieren. Auch hier ein Beispiel wieder einmal aus der Handballgruppe meines Sohnes. Oft wird kurz vor dem Training noch einmal mitgeteilt, dass die Jungs bitte Laufschuhe für draußen mitnehmen sollen. Warum man eine solche Bitte den jungen Sportlern nicht beim letzten Training mitteilen kann, verstehe ich nicht. Da ich nicht jede Stunde Nachrichten auf Facebook checke, hatte mein Sohn nun schon etliche Male seine Laufschuhe nicht dabei und musste in der Halle warten, bis die anderen ihre Runde gelaufen waren.

Ein anderes Beispiel: Auch den letzten Elternabend in der Schule meines Sohnes habe ich leider verpasst, weil ich den letzten Post auf Facebook nicht gelesen hatte, dumm gelaufen.

Während in Deutschland viele Menschen tatsächlich noch einen telefonischen Festnetzanschluss haben, 2019 waren es noch etwa 38,2 Millionen[9] läuft in Norwegen die Kommunikation fast ausschließlich über die digitalen Endgeräte. Seit den 90er-Jahren ist die Zahl der Festnetzanschlüsse durch die zunehmende Popularität des Handys, stark gesunken – auf derzeit etwa 2 Millionen. Dafür gibt es im Land der Wikinger jetzt bereits 5,2 Millionen Mobilfunkanschlüsse und damit eine Versorgungsrate im Bereich Mobilfunk von 111 Prozent.[10]

Dementsprechend haben sich auch die Angebote im öffentlichen Leben verändert. Es gibt viele Internetcafés. In Zügen, in Bibliotheken oder in öffentlichen Parkanlagen gibt es kostenlosen Zugang zum Internet. Mehr als 3 Millionen norwegische User zahlen regelmäßig mit „Vipps“. Das ist Norwegens größte mobile Bezahl-App, extra entwickelt für Smartphones. Für mich ein totales Novum.

Die erste Begegnung mit Vipps hatte ich beim Handball. Ich wollte mir ein Spiel meines Sohnes anschauen. Als ich die Halle betrat, wurde ich aufgefordert, Eintritt zu bezahlen. Das ging aber nur über Vipps, Bargeld wurde nicht akzeptiert. Bis dahin hatte ich von dieser Bezahl-App aber noch nie gehört, weil es sie in Deutschland ja noch nicht gibt. Entsprechend verwundert schaute ich in das Gesicht meines Gegenübers. Für den Moment fanden wir eine Lösung. Ich durfte ausnahmsweise umsonst rein. Aber schon einen Tag später hatten wir die App installiert, weil wir erkannt hatten, dass uns Vipps als gängige Bezahlmethode noch häufiger begegnen wird. Die Norweger lieben diese Methode, die es ihnen als Nutzern ermöglicht, auf Knopfdruck Geld zu senden, zu bezahlen und zu empfangen. Leichter und bequemer geht es nicht, findet der Norweger. Habe ich zum Beispiel Schulden bei einem Freund, vippse ich ihm das Geld einfach auf seine Handynummer, denn über die Anwendung ist jede Telefonnummer mit einer Bankverbindung verknüpft.

Auch Parken ist ohne Handy in Norwegen kaum noch möglich. Ob man will oder nicht, ist man gezwungen es ständig dabei zu haben und das erhöht natürlich automatisch die Abhängigkeit, denn je mehr ich es dabeihabe, umso mehr schaue ich auch drauf.

Die Allgegenwärtigkeit des Smartphones im Alltag kann aber leider auch negative Erlebnisse zur Folge haben. In meinen Augen verhindert das Gerät auch Kulanz. Als ich einmal zu spät zum Bahnsteig kam, um noch ein Ticket zu lösen und trotzdem in den Zug gesprungen bin, musste ich eine Strafe zahlen. Und das, obwohl ich mich sofort an die Schaffnerin gewandt hatte und noch ein Ticket lösen wollte. Ihr Argument: Ich hätte ja über eine App bezahlen können. Auch hier wird wieder deutlich: Dass ein Mensch tatsächlich mal ohne Smartphone unterwegs ist, ist für einen Norweger völlig unvorstellbar. Pech gehabt, nicht gesellschaftskonform, also bezahlen, so läuft es im Norden Europas. Ehrlichkeit und Offenheit helfen einem in einem solchen Fall nicht mehr zwingend weiter.

Nur wenige Wochen nach meinem Umzug nach Oslo fahre ich das erste Mal heim nach Deutschland. Von Larvik nach Hirtshals benutze ich die Fähre, die bis zur dänischen Küste etwa 4 Stunden braucht. Auch hier erlebe ich die Norweger im „Digitalrausch“. Kaum haben sie ihre Plätze belegt, dauert es gefühlt 3 Sekunden, bis der Griff in die Hosen- oder Jackentasche geht und das Handy gezückt ist. Auch hier auf dem Schiff sind diejenigen, die lesen oder sich unterhalten, eine kleine, überschaubare Minderheit. Auf den Treppen, auf den Gängen, überall sitzen die Menschen auf dem Boden und starren auf die Geräte. Im Kinderbereich, wo es ein Bällebad gibt und an den Wänden sogar Fernseher hängen, auf denen Comics gezeigt werden, reicht auch das offensichtlich nicht aus. Nein, fast jede Familie hat außerdem noch Laptops auf den Tischen und als wäre das nicht genug, auch noch die Handys im Online-Modus. Teilweise sind auch Kinder verstöpselt, die noch nicht mal das Kindergartenalter erreicht haben.

Ich beobachte einen jungen Mann, der ein wenige Wochen altes Baby auf dem linken Arm trägt und gleichzeitig in der rechten Hand sein Telefon bedient. Dabei stolpert er durch den Gang und es fehlt eigentlich nur noch, dass er sich der Länge nach hinpackt. Doch anstatt das Telefon wieder wegzustecken, läuft er weiter. Kurz darauf auf der Toilette erlebe ich eine ähnlich befremdliche Situation. Ich wasche mir gerade die Hände. Neben mir steht eine Mutter mit einem Laptop in der Hand. Ja, richtig gelesen, mit einem Laptop auf der Toilette. Das hatte ich bisher auch noch nie erlebt. Ihr knapp vierjähriger Junge steht neben ihr, zerrt an ihren Klamotten, heult und meckert, denn das Spiel, mit dem er sich wohl offenbar gerade intensiv beschäftigt hat, hat sich aufgehängt. Mutti ist nun nicht in der Lage, das Problem auf der Toilette zu lösen, und wird permanent angebrüllt von ihrem Sohn. Zeitgleich jammert ihre Tochter auf der Toilette rum. Anstatt das Gerät wegzulegen – noch besser wäre es gewesen, es gar nicht erst mit in die Toilettenräume zu nehmen – versucht die Mutter nun verzweifelt, die Spiele auf dem Bildschirm wieder zu aktivieren, und gerät dabei sichtlich unter Stress.

Es ist unfassbar, welche Macht die Geräte auf uns ausüben.

Nicht mal beim Pinkeln können manche Menschen auf ihre Geräte verzichten – was für eine Katastrophe!

5.
Der tägliche Kampf

„*Kann ich mal kurz*?“ Diese Frage begegnet auch mir fast jeden Morgen, wenn mein Dreizehnjähriger gerade aus dem Bett gesprungen ist und um die Ecke zum Frühstückstisch kommt. Es gehört derzeit zu meiner täglichen Herausforderung, jetzt nicht einzuknicken, sondern standfest zu bleiben. Und während ich mich bereits auf eine der klassischen Auseinandersetzungen gefasst mache, in denen mein Sohn wutschnaubend und genervt durch das Haus stürmt, setzt mein Kleiner nach. „*Kann ich mal kurz Mami, nur ganz kurz mal gucken, ob ich eine Nachricht habe*?“.

Jetzt bin ich gefordert, versuche, die Nachfrage zunächst zu ignorieren, doch so schnell gibt mein Sohn nicht auf. „*Nur kurz bitte*!“ Jetzt lautet meine klare Antwort „*Nein*!“. Natürlich ist mein Sohn damit weder zufrieden noch mag er einsehen, warum ich ihm seinen Spaß verderbe. Nun muss man gerechterweise Folgendes anmerken: Aufgrund der Tatsache, dass wir in Norwegen leben, ist das Handy tatsächlich die einzige Verbindung zur Außenwelt. Die einzige Möglichkeit, mit seinen Freunden in der Heimat, aber auch hier in Norwegen, in Kontakt zu treten.

Aber sollte das um 6 Uhr 20 ein Grund sein, nachzugeben? Wer hat denn um diese Zeit schon so Wichtiges mitzuteilen, dass man unbedingt nachschauen muss? Ich finde keiner. Und so bleibe ich hartnäckig und riskiere den ersten Konflikt am Tag, was natürlich nicht nur mich, sondern auch meinen Sohn Kraft kostet. Das Gerät übt eine drogenartige Wirkung auf ihn aus und produziert zwischen uns Konflikte, die sich leicht vermeiden ließen.

Dennoch bin ich davon überzeugt. Der Tag wird kommen, an dem er sich – ein paar Jahre älter und reifer – für meine Konsequenz in Bezug auf seine Mediennutzung bedanken wird. Diese Hoffnung gibt mir die Kraft, an meinem Erziehungsstil festzuhalten. Es auszuhalten, zu einer gesellschaftlichen Minderheit zu gehören und meinem Kind Selbstkontrolle beizubringen.

Ich erinnere mich in diesem Zusammenhang gern an ein Fernsehinterview mit Ranga Jogeshwar, ein in Deutschland bekannter Fernsehmoderator, Wissenschaftsjournalist und Physiker. Er war vor ein paar Jahren zu einer TV-Gesprächsrunde eingeladen, in der es um Medienerziehung gehen sollte. Morgens hatte er sich mit seinen Kindern am Frühstückstisch zusammengesetzt und sie gefragt, ob er in ihrer Pubertät zu streng war. Die übereinstimmende Antwort lautete. „*Nein, alles richtig gemacht, danke Papa, du hättest sogar noch strenger sein können.*" Mit einem solchen Lob hatte der Moderator nicht gerechnet. Nun war er stolz und froh, alles richtig gemacht zu haben. Dieses Beispiel ist mir nie aus dem Kopf gegangen. Jogeshwar war für mich und meinen eigenen Weg in der Medienerziehung stets ein Vorbild.

6.
Alle 18 Minuten

Statistisch gesehen, schauen wir wissenschaftlichen Untersuchungen zufolge alle 18 Minuten auf unser Handy. Alle 18 Minuten treibt uns eine unterschwellige Unruhe an. Alle 18 Minuten wollen wir wissen, ob uns neue Nachrichten erreicht haben. Alle 18 Minuten reißt ein kleines Gerät unser Gehirn und unsere Gedanken aus einer Situation heraus, auf die wir uns eigentlich gerade konzentriert haben.

Alle 18 Minuten klinken bzw. klicken wir uns aus der realen Welt aus und tauchen ein in die unendlichen Weiten von TikTok, Instagram und Co. Gehen wir von einem 16 Stunden Tag aus, nehmen wir durchschnittlich ungefähr 88-Mal das Smartphone am Tag in die Hand. 35-Mal sind es nur geringfügige Unterbrechungen wie z. B. auf die Uhr zu schauen. 53-Mal entsperren wir es, um E-Mails oder Nachrichten zu schreiben oder Apps zu nutzen. Insgesamt kommen vor allem Jugendliche zwischen 17 und 25 Jahren, die besonders stark auf ihr Smartphone fixiert sind, so auf durchschnittlich fast drei Stunden am Tag.

Das sind unglaubliche Zahlen, die dazu führen, dass unser Tag in kleine Stücke zerrissen wird. Zahlen, die Informatiker und Psychologen der Universität Bonn mithilfe einer App ermittelt haben, die sie 2014 entwickelt und „Menthal" getauft hatten.

Wie oft nutzen Menschen ihr Smartphone? Womit beschäftigen sie sich am meisten? Welche Altersgruppe und welche soziale Schicht sind besonders von der digitalen Abhängigkeit betroffen? All diesen Fragen ist die Studie nachgegangen. Die Daten von

60.000 Probanden*innen wurden erfasst, anonym auf die Server der Forscher übertragen und ausgewertet.[11]

Das Ergebnis dieser Untersuchungen: Wir befinden uns im digitalen Dauerstress. Die Allgegenwärtigkeit des Smartphones raubt uns unsere Aufmerksamkeit für andere Dinge und führt am Ende bei vielen zum digitalen Burn-out.

Die Zahlen der Forscher zeigen, dass sich Menschen kaum noch länger als eine Viertelstunde auf etwas konzentrieren können, und dieser Konzentrationsmangel macht uns krank.

Man kann das Ganze auch so interpretieren, dass wir uns in einer neuen Realität befinden. Die Tatsache, dass wir immer wieder und wieder auf unser Smartphone schauen, reibt uns auf bis hin zur totalen Erschöpfung. Wir verlieren durch das Smartphone unsere Fähigkeit der selektiven Aufmerksamkeit. Das ist die Instanz, die Informationen filtert und wichtige von unwichtigen Inhalten unterscheidet. Wir werden durch das Handy also stärker abgelenkt, was bedeutet, dass wichtige Ressourcen nicht zur Bearbeitung anderer Aufgaben zur Verfügung stehen.

Außerdem leidet laut Aussagen der Forscher auch unsere Produktivität, sei es im Job oder im Privatleben, denn immer, wenn ich aus etwas rausgerissen werde, muss ich danach im Prinzip wieder neu anfangen und mehr Zeit investieren, um mich wieder einzuarbeiten.

Das ist anstrengend und auch unökonomisch, denn es kostet schließlich mehr Energie. So können wir nur noch selten das Gefühl entwickeln, wie es ist, im Flow zu sein, längere Gespräche zu entwickeln und unseren Gedanken zu folgen.

Und es macht uns am Ende nicht glücklicher, doch dazu an anderer Stelle mehr.

Früher – ohne Smartphone – sah unser Leben noch komplett anders aus. Da entstanden in unserem Alltag immer wieder kleine Mikropausen. Etwa an der Bushaltestelle oder wenn wir auf den Beginn eines Meetings warteten. In diesen Pausen konnten wir unseren Gedanken nachhängen, uns selbst reflektieren oder das durchdenken, was wir gerade gemacht hatten. Diese Pausen waren auf ihre Art erholsam. Sie versetzten uns auch in die Lage, gedanklich in die Tiefe zu gehen und neue Ideen zu entwickeln. Das erlebe ich persönlich auch immer, wenn ich Sport treibe und durch den Wald renne, ohne verkabelt zu sein. Dann denke ich über Sachen nach, über Dinge, die ich verändern möchte oder neue journalistische Projekte. Das geht dann manchmal so weit, dass ich Texte entwickle und mir spezielle Formulierungen einfallen, die ich dann sofort zu Papier bringe, wenn ich wieder zu Hause bin.

Als ich mich auf mein Volkswirtschaftsexamen vorbereitet habe, habe ich sogar oft joggend gelernt und fachliche Inhalte während des Laufens im Kopf wiederholt. Für mich war das ein sehr effizienter Lernprozess.

Heute fehlen diese Mikropausen, die uns Zeit zum Nachdenken gelassen haben. Die zunehmende Rastlosigkeit der Menschen hat laut der Forscher seine Folgen, denn die Anzahl an Depressionen und psychischen Erkrankungen nimmt kontinuierlich zu.

Zurück zum Smartphone: Davon ganz abgesehen, kann es auch sehr unhöflich sein, ständig das Handy dabei zu haben. Zum Beispiel, wenn wir mit Freunden zusammen sind und uns eigentlich unterhalten wollen. Wie häufig passiert es, dass eine Unterhaltung mitten im Satz abbricht, weil das Gerät gepiept hat und die Aufmerksamkeit prompt futsch ist. Wie häufig passiert es, dass wir unsere Kinder ansprechen und etwas fragen oder sie um etwas bitten und einfach keine Antwort bekommen, weil ihre gesamte Aufmerksamkeit gerade ferngesteuert wird?

Da stellt sich die berechtigte Frage: Warum machen wir das? Warum schafft es ein Gerät, das eigentlich zum Telefonieren gedacht war, uns so in seinen Bann zu ziehen, abhängig und süchtig zu machen?

Alexander Markowetz, Juniorprofessor an der Uni Bonn, der an der Studie beteiligt war und das Buch „Digitaler Burnout " geschrieben hat, bezeichnet und vergleicht Smartphone-Apps mit Glücksspielautomaten. *„Wir betätigen sie immer wieder, um uns einen kleinen Kick zu holen"*, erklärt der Forscher nach der Auswertung der Studie und fügt hinzu, „*Wir erleben die Entstehung des Homo Digitales, der einen Großteil seiner Tätigkeiten mittels digitaler Medien abwickelt.*"

Immer, wenn der Mensch etwas Positives erlebt – in diesem Fall sind es nette Nachrichten oder Kommentare auf Social Media – schüttet der Körper das Glückshormon Dopamin aus. Das tut er nicht nur, wenn wir etwas tatsächlich erleben, sondern auch bereits, wenn wir etwas Freudiges erwarten. Schon die Vorfreude, eine Nachricht zu erhalten oder bereits erhalten zu haben, sorgt dafür, dass das Hormon im Körper gebildet wird.

Und wozu führt das? Na, dass wir immer wieder und wieder auf unser Handy schauen und diesen Mechanismen fast hilflos ausgeliefert sind.

In seinem Buch geht der Wissenschaftler der Frage nach, warum die permanente Smartphone-Nutzung gefährlich ist und welche dramatischen Folgen sie hat, nicht nur für unsere Gesundheit, sondern auch für unser Leben und unsere Gesellschaft und was wir dagegen tun können.

Und wie können wir dann aus dieser Falle rauskommen? Haben wir überhaupt eine Chance, uns dem zu entziehen?

Eiskalten Entzug lehnt Markowetz ab. Er plädiert eher für eine „digitale Diät". Was für ihn bedeutet, dass wir quasi lernen müssen, uns selbst auszutricksen. Wie z. B. Raucher*innen, die versuchen, Zigaretten durch Kaugummis zu ersetzen, könne man bewusst handyfreie Räume und Zeitabschnitte am Tag einrichten oder das Handy tatsächlich für ein paar Stunden am Tag ausschalten und wenn man es mitnimmt, es dann nicht in die Jackentasche zu stecken, wo man es schnell erreicht, sondern hinten in den Rucksack. Aus meiner Sicht sind das gute Ansätze, die man auch seinen Kindern schon früh beibringen kann, wenn man es denn will.

Der positive Kick ist das eine. Ich bin außerdem davon überzeugt, dass das Smartphone und Social Media auch unsere Dauerbegleiter sind, weil der Mensch ständig nach positiver Aufmerksamkeit strebt, die wir im realen Leben nicht so schnell bekommen wie über

Instagram, Facebook oder WhatsApp. Bei Spielen oder auch Posts, die Likes bekommen, wird das Belohnungssystem gefüttert, was einem natürlich ein angenehmes, positives Gefühl verschafft.

Wie süchtig insbesondere die Droge Instagram machen kann, hat die junge Journalistin Nena Schink in ihrem Buch „*Unfollow – Wie Instagram unser Leben zerstört*" beschrieben, erschienen 2020 im Verlag Eden Books. Die 27-Jährige war selbst jahrelang aktiv auf der sozialen Plattform, bis sie erkannte, dass sie süchtig wurde und das Ganze nicht mehr im Griff hatte, quasi aus der Selbstdarstellungstretmühle nicht mehr raus kam. Wenn man Bilder hochlade und sofort damit beginne, die Likes zu zählen, schlechte Laune bekomme oder die Bilder lösche, wenn es nicht genug Likes sind, oder gar Neid entwickle, weil andere mehr Likes bekommen – erklärt sie in einem Interview mit der Deutschen-Presse-Agentur – dann sei man definitiv süchtig; süchtig nach digitaler Bestätigung und Aufmerksamkeit. Sich nur für sich selbst zu interessieren und nur dafür zu leben, dass andere Menschen deine Bilder liken, könne nicht gesund sein und sei definitiv ein Zeichen von Sucht, erklärt sie. Instagram mutiere die Menschen zu Arschlöchern und fördere soziale Angeberei. Sie sei auch Influencer*rinnen gefolgt, die ihr Leben glamouröser darstellen, als es eigentlich ist, die einen Traum vorleben, der eigentlich gar nicht existiert. Und die ihre Follower*innen zu Voyeurismus verführen, um alles – jede Einzelheit – aus ihrem Leben zu erfahren.

Selbst als sie Influencer*innen persönlich kennengelernt und gemerkt habe, dass die im echten Leben gar nicht so cool sind wie auf Instagram, habe sie es nicht lassen können, ihnen weiter zu folgen und mehr als zwei Stunden pro Tag auf der Plattform abzuhängen. Das sei ein weiteres klares Indiz für ihre Sucht gewesen. So wie ihr gehe es vielen Mädchen, die sich bis zu 83-mal fotografieren lassen, um schlussendlich ein perfektes Bild zu haben. Nena Schink kritisiert auch, dass gerade auf Instagram ein entsetzliches Frauenbild verbreitet wird. Junge Mädchen sexualisieren sich, indem sie sich besonders sexy im Bikini ablichten lassen und hoffen, dass möglichst viele fremde Menschen ihr Bild anschauen. Genau das sei ihr am Ende auch passiert, in einem Kroatien-Urlaub. Da habe sie ihre Schwester gebeten, sie in einem knallroten Bikini auf einer Wassermelonen-Luftmatratze zu fotografieren, das sei ihr absoluter Tiefpunkt gewesen.[12]

Die Hauptbotschaft ihres Buches lautet: Wie wichtig es ist, ein Leben voller realer Momente zu leben. Sie ruft die Instagram-Generation dazu auf, ihre kostbare Lebenszeit nicht länger an Instagram zu verschwenden! Da kann ich der jungen Autorin nur zustimmen.

Wie gut, dass sie als Journalistin ihre persönlichen Erfahrungen in einem Buch niedergeschrieben hat und eine Sozialstudie der Generation Instagram verfasst hat, was ich nur empfehlen kann.

Um genau diesen drogenartigen digitalen Reizen nicht permanent zu unterliegen und aktiv dagegen anzugehen, bringe ich meinen Kindern bei, das Smartphone nicht immer mitzunehmen, sondern ganz bewusst auch mal darauf verzichten zu können, es zu Hause zu lassen und es dann eher als angenehm und entspannend zu empfinden, von der Außenwelt einmal für eine begrenzte Zeit abgekoppelt zu sein und sich auf sich selbst zu konzentrieren und darauf, was einen umgibt.

Das schärft die Sinne, fördert die Aufmerksamkeit und Konzentration und sorgt für mehr Inspiration und Ausgeglichenheit im Leben.

7.

Der Drang nach Aufmerksamkeit und der Fluch der Selbstoptimierung

Der Griff zum Handy ist selten eine rationale Entscheidung. Tatsächlich ist es mehrheitlich ein Automatismus, den wir nicht bewusst steuern. Kosten und Nutzen wägen wir in der Regel eher nicht ab.

Würden wir das tun, wie es der „homo oeconomicus“ tut, der in der klassischen neoliberalen Wirtschaftstheorie als „Nutzenmaximierer“ gilt, dann würde uns eins auffallen. Der Nutzen, den wir aus dem Handykonsum generieren, ist geringer und kurzfristigerer Natur als die Kosten, sprich die Schäden, die wir uns in Sachen Gesundheit, Bildung und Gesellschaft langfristig antun.

Der Griff zum Handy geschieht in der Regel reflexartig und wird durch das Glückshormon „Dopamin“ angetrieben, das immer ausgeschüttet wird und uns ein gutes Gefühl verschafft, wenn wir uns auf Social Media exponieren und entsprechendes Feedback bekommen. Im Körper wird außerdem das Hormon Oxytocin – auch Kuschelhormon genannt – gebildet. Es geht mit einem niedrigen Stresslevel, einem guten Gefühl von Liebe, Vertrauen, Empathie und Großzügigkeit einher. Bereits zehn Minuten Social-Media-Konsum können laut Experten*innen den Oxytocin-Spiegel im Körper um 15 Prozent erhöhen. Als Vergleich: So hoch ist der hormonelle Anstieg zum Beispiel an unserem Hochzeitstag.

Schon allein die Aussicht auf eine Belohnung, in diesem Fall positive Kommentare und Likes, lässt die Hand ständig nach dem Handy greifen und erhöht den Dopamin-Spiegel im Körper.

Kennen wir das nicht alle? Sehnen wir uns nicht alle immer wieder nach Aufmerksamkeit? Na klar, positives Feedback beglückt uns, motiviert uns – beispielsweise im Beruf, sich noch mehr anzustrengen. Im zwischen-menschlichen Bereich tut es ebenso gut, zu hören, dass jemand einen mag oder die Zeit, die man gemeinsam verbracht hat, genossen hat.

Der Unterschied ist nur: Über Social Media kann man diese Aufmerksamkeit unmittelbar und ununterbrochen bekommen. Man wird regelrecht süchtig danach - oder wie sind Posts zu interpretieren, wenn man es sogar nötig hat, sein Essen zu posten und abzuwarten, ob das auch alle großartig finden, was man gerade zu sich nimmt? Das gipfelt darin, dass man bei realen Erlebnissen mehr mit Posten beschäftigt ist, als sich auf den eigentlichen Moment zu konzentrieren und ihn in vollen Zügen zu genießen.

Als ich vergangene Woche mit meiner Familie beim Italiener in Oslo essen war, saßen am Nebentisch vier Freundinnen; junge Mädchen, gerade mal um die Zwanzig. Alle vier hatten ihr Handy mit und permanent in der Hand. Jede checkte ununterbrochen Social Media oder machte Fotos von sich und den anderen, bevor das Essen kam. Raum für intensive Gespräche gönnten sie sich nicht. Als das Essen dann endlich auf dem Tisch stand, wurden die Handys nicht weggelegt, im Gegenteil: Es wurde noch wilder. Die Getränke, das Essen, alles wurde einzeln abfotografiert, aus den unterschiedlichsten Perspektiven, danach dann noch mal mit der Person, die es bestellt hatte. Auch unsere skeptischen Blicke vom Nebentisch störten sie nicht weiter – ein wirklich verstörendes Erlebnis.

Dieses Phänomen, dass Menschen miteinander essen gehen, aber mehr auf das Handy fixiert sind, als miteinander zu sprechen, kann man mittlerweile in allen Altersgruppen beobachten. Was aber natürlich auch daran liegt, dass der Handykonsum nachweislich in allen Altersgruppen sprunghaft angestiegen ist. Doch was bedeutet das für uns als Gesellschaft? Wie verändert uns das Smartphone? Wie sollen die jungen Menschen einen verantwortungsbewussten Umgang lernen, wenn es schon zur neuen Realität gehört, dass sogar die älteren Menschen, die sich eigentlich vorbildlich verhalten sollten, ihre Süchte nicht mehr im Griff haben?

Wir stehen hier vor denselben Herausforderungen wie beim Thema Klimakrise und Klimaschutz: Wir müssen alle unser Verhalten hinterfragen und ändern und uns wieder an einem wertebasierten Leben ausrichten – und vor allem Verzicht üben. Nur dann haben wir eine Chance, unsere alten Fähigkeiten zurückzugewinnen und unserer Gesundheit nicht weiter zu schaden, zum Wohl der gesamten Gesellschaft.

Bei uns lief der Abend dagegen anders ab, keiner hatte sein Handy mitgenommen. Wir haben uns intensiv ausgetauscht, viel gelacht und es genossen, zusammen zu sein.

Wir wachen mit unserem Smartphone auf und schlafen damit ein. Wir geraten regelrecht in Panik, wenn wir es einmal verlegt haben und nicht sofort finden. Wir erleben eine Art Trennungsschmerz, den wir körperlich in Form von Herzklopfen spüren. Wir räumen diesem kleinen Gegenstand ständig Priorität ein. Wir ersetzen damit den Kalender, das Telefon, die Uhr, den Wecker, die Taschenlampe und Bücher. Wir fragen es nach dem Wetter, dem besten Restaurant, dem schnellsten Weg und tatsächlich hat es auf jede Frage eine passende Antwort.

Wir blenden dabei leider aus, dass wir eigentlich selbst über einen guten natürlichen Orientierungssinn verfügen, den man durch Erfahrung, Übung und Gedächtnistraining verbessern kann. Das setzt jedoch voraus, dass man sich von Kindesbeinen zunächst räumliche Orientierung durch eigenständige Bewegung im Raum aneignet.

Später dann, wenn man eine gewisse Reife erlangt hat, folgt das Erlernen der geografischen Orientierung.[13]

Das funktioniert aber natürlich nur, wenn man seine Kinder raus in die Natur lässt und sie nicht – wie es heute häufig üblich ist – überall mit dem Auto hinfährt.

Ich habe mir meine Umgebung immer aktiv erschlossen, zu Fuß, joggend, wie auch immer. Ich habe mir markante Punkte gemerkt, wie z. B. Weggabelungen, Abzweigungen, bestimmte Gebäude und Landschaften. In meinem Kopf entstand sozusagen eine mentale Landkarte.

Als ich im Alter von 20 Jahren als Backpackerin durch Australien gereist bin und in Sydney ankam, war das Erste, was ich am Morgen machte, meine Joggingschuhe anzuziehen und mir die Umgebung laufend zu erschließen. Dabei landete ich an dem populärsten Strand der Stadt, dem Surfer-Paradies Bondy Beach. 10 Jahre später, als ich wieder in der Stadt war, habe ich meinem Mann exakt den Weg gezeigt, der mich zehn Jahre zuvor an diesen Strand geführt hatte. Und auch diesmal klappte es und wir fanden uns staunend vor den tosenden Wellen von Bondy Beach wieder.

Ist das nicht faszinierend, was unser Gehirn zu leisten imstande ist? Noch heute bin ich in der Lage, in meinem Gedächtnis Wege und Orte abzurufen und sie auch nach langer Zeit wiederzufinden. Wenn ich einmal irgendwo war, finde ich den Weg beim zweiten Mal immer wieder. Ich habe mich allerdings auch immer geweigert, Navis zu benutzen, bis heute. Meinen Kindern habe ich das ebenso beigebracht und sehe ähnliche Erfolge. Wenn sie einmal irgendwo waren, finden sie den Weg beim zweiten Mal allein wieder.

Durch Navigationssysteme im Auto, aber auch auf dem Handy, ist vielen jungen Menschen diese Fähigkeit leider abhandengekommen. So können sie kaum noch Karten lesen und ihr Orientierungssinn verkümmert. Wird das Navigationssystem mit falschen Daten gefüttert, fällt vielen gar nicht mehr auf, dass sie gerade auf der falschen Route unterwegs sind. Neulich habe ich eine Gruppe Radfahrer beobachtet, die allen Ernstes ihr Handy am Lenker befestigt hatten. Sie wollten einen See umrunden, eigentlich keine schwierige Aufgabe. Doch offensichtlich waren sie unsicher, welchen Weg sie einschlagen müssen, und behalfen sich mit dem Navi auf dem Handy. Viel einfacher wäre es gewesen, einfach mal jemanden nach dem Weg zu fragen, anstatt aufs Handy zu glotzen – mit dem positiven Nebeneffekt, mit einem Menschen ins Gespräch zu kommen.

In der Fachsprache nennt man diese Menschen Orientierungs-Analphabeten. Sie sind mittlerweile auf die digitalen Hilfsmittel angewiesen. Krass, dass es so weit gekommen ist.

Wir verabreden uns über das Handy, behalten uns aber auch bis kurz vor dem geplanten Treffen noch die Exit-Option offen.

Verbindlichkeit und Verlässlichkeit, die wir als Jugendliche noch kannten, verlieren immer mehr an Wert.

Für unsere Kinder ist es schon ein Normalzustand geworden, sich immer wieder kurz vor dem verabredeten Termin zu vergewissern, wo und ob die Verabredung auch tatsächlich stattfindet. Auch ganz kurz vor einem Treffen noch mal nachzuhaken *„wo bist Du?"*. So verlieren sie etwas, dass in Beziehungen zwischen Menschen eigentlich einen unersetzlichen Wert hat:

Vertrauen.

Vertrauen in das, was man gesagt und versprochen hat. Auch meine Kinder verfallen häufig diesen Automatismen, aber ich erinnere sie immer wieder stoisch daran, dass es auch anders geht: Abwarten und Tee trinken. Sich in Geduld zu üben, auch wenn jemand nicht auf die Minute pünktlich ist. Eben einfach auf das Gesagte vertrauen, das wäre doch auch eine Möglichkeit. Ich übe das immer mal wieder mit meinen Kindern, dass es anders geht. Wir verabreden uns irgendwo. Ich teile ihnen bewusst mit, dass ich kein Handy dabeihaben werde, wir uns also an das Gesagte halten müssen. Wir warten dann so lange auf den anderen, bis er kommt, auch wenn er etwas verspätet eintrifft. So lernen wir auf einfache Weise, dass es geht: Wir können uns aufeinander verlassen!

8.
Die Macht des Bildes

Wer heute nicht mindestens ein Profil auf einem Social-Media-Kanal besitzt, der existiert quasi nicht. Vor allem Bild- und Videocontent erleben einen ungeahnten Siegeszug.

Sie vermitteln schnell und auf unkomplizierte Art und Weise Emotionen – getreu dem Motto *„ein Bild sagt mehr als tausend Worte*". Es ist der einfachste Weg, User zu erreichen und viele Follower zu bekommen, in einer Zeit, in der der Selbstdarstellungswahn immer extremere Züge annimmt.

Besonders beliebt ist das spektakuläre Selfie.

Ein Trend, der sich seit einigen Jahren etabliert hat, Fotos von sich selbst an besonders gefährlichen Orten auf der Welt zu schießen. Vor allem Influencer*innen bedienen ihr Publikum gern mit solchen Selbstporträts und verführen so auch andere junge Menschen, an diese Orte zu reisen und ihnen das nachzumachen – mit zum Teil tödlichen Folgen. Kaum zu glauben, aber wahr: Fünfmal mehr Menschen sind in den vergangenen Jahren durch Selfies als durch Haiattacken gestorben.[14]

Man muss sich diesen Satz einmal vor Augen führen. Menschen riskieren ihr Leben, um im Gegenzug möglichst viele Likes und Abonnenten zu generieren. Die Studie des „Journals of Family Medicine and Primary Care" hat ergeben, dass zwischen 2011 und 2017 mindestens 259 Menschen bei „Selfie-Aufnahmen" gestorben sind. Betroffen waren vor allem Jugendliche zwischen 20 und 29 Jahren, dicht gefolgt von der Altersgruppe 10 bis 19. Das ist kaum verwunderlich, denn junge Menschen haben in der Pubertät ein starkes Bedürfnis nach Abenteuern. Sie suchen förmlich den Kick, das Risiko, den Adrenalinstoß. Dank der Hirnforschung weiß man heute, dass emotionale und rationale Hirnregionen zusammenarbeiten. Aber gerade in der Adoleszenz, in der ein Jugendlicher vor der Entscheidung steht, sich in eine risikoreiche Situation zu begeben und unter dem Einfluss zunehmender hormoneller Veränderungen steht, kann das zur Folge haben, dass der rationale Bereich manchmal gegenüber dem emotionalen Bereich ins Hintertreffen gerät.

Die emotionalen Hirnregionen reagieren besonders sensibel und werden besonders stark stimuliert, wenn die Aussicht auf eine Belohnung besteht. Allein die Chance auf ein belohnendes Gefühl reicht schon aus, um das Vergnügungszentrum im Gehirn zu aktivieren.[15]

In diesem Fall ist es der besonders gefährliche Foto-Spot und die damit verbundene Aussicht, besonders viele Likes und Kommentare zu bekommen.

Und an dieser Stelle sind wir wieder bei Facebook & Co. Genau diese Zusammenhänge waren den Machern bewusst, als sie ihr Netzwerk entwickelten. Genau diese Anfälligkeit der menschlichen Psyche – vor allem in der Pubertät – haben sie schamlos ausgenutzt. Sie wussten, dass gerade Pubertierende stark von den Vergnügungsregionen im Hirn gesteuert werden, und konnten sich somit sicher sein, treue und abhängige Kunden auf der ganzen Welt zu bekommen. Sie haben eine Generation selbstverliebter, egozentrischer Menschen geschaffen, bei denen die Selbstdarstellung und Selbstoptimierung und damit auch die Schaffung einer neuen Identität in den sozialen Netzwerken gepaart mit einer extremen Bilderflut quasi zu einer fast täglichen Beschäftigung gehört. Eine Geschäftsidee ohne Risiko, die den Konzernen Milliarden versprach. Sie haben einen Markt geschaffen, auf dem die Profite und die Gewinnmaximierung offensichtlich wichtiger sind als die Gesundheit unserer Kinder.

Doch, zurück zur Studie: mindestens 259 Tote bei Selfie-Aufnahmen an gefährlichen Orten zwischen 2011 und 2017.

Zum Vergleich: In demselben Zeitraum sind gerade mal 50 Menschen durch Haiattacken ums Leben gekommen.

Die betreffenden Menschen kamen bei Abstürzen von Felsklippen, hohen Gebäuden oder Autounfällen ums Leben. Sie ertranken in fließenden Gewässern oder erschossen sich beim Posieren mit Waffen versehentlich selbst. Wissenschaftler fordern deswegen, an besonders gefährlichen Orten „No-Selfie-Zonen" einzurichten. Indien hat das tatsächlich in der Millionen-Metropole Mumbai bereits an 16 Orten getan.

Auch in Norwegen haben wir drei Orte, die für Selfie-Fetischisten besonders risikoreich sind, unter anderem der „Preikestolen", eine natürliche Felsplattform rund 600 Meter hoch in der Provinz „Rogaland". Besucher können direkt bis an die Kante gehen. Machen sie einen Schritt zu weit, fallen sie in die Tiefe und landen auf einer Felskante oder im Fjord. Das ist einem Spanier tatsächlich vor vier Jahren passiert. Seitdem wird immer wieder darüber diskutiert, ob die Behörden auf dem Felsen eine Absperrung errichten sollten.

Ein ähnlich gefährlicher Foto-Spot ist die sogenannte „Trolltunga" in Norwegen: ein horizontaler, zehn Meter langer Felsvorsprung über dem „Sørfjord" in Odda in etwa 700 Meter Höhe über dem künstlich angelegten Stausee „Ringedalsvatnet". Seine Spitze ist nur wenige Zentimeter dick und trotzdem reizt es immer wieder Todesmutige, bis ganz nach vorn zu gehen, um unvergleichliche Fotos zu schießen. Für eine australische Austauschstudentin endete hier ihr Leben. Die 24-Jährige aus Melbourne stürzte beim Posieren für ein Foto plötzlich in die Tiefe.

Der dritte heiß geliebte Spot unter Touristen ist der „Kjeragbolten": Ein Monolith aus der Eiszeit, der zwischen zwei steilen Felswänden klemmt, rund 1000 Meter über einem Abgrund. Ein schwindelerregender Anblick. Wer sich auf dem Felsen fotografieren lassen will, braucht eines auf jeden Fall: unheimlich viel Mut. Tausende Abenteurer besuchen das Naturspektakel pro Jahr und überwinden ihre Angst, um am Ende dieses spektakuläre Erinnerungsfoto in der Hand zu haben.

Noch war ich mit meiner Familie nicht an diesen unvergleichlich schönen Orten, aber wenn ich im nächsten Sommer dort hinreisen werde, steht für mich schon jetzt fest: Die Handys bleiben zu Hause. Wir werden die Naturschönheit mit unseren Sinnen aufnehmen und uns mit Sicherheit nicht bis zur Kante vorwagen.

Erzeugen Videos und Bilder Spannung, wird dazu eher ein Text konsumiert, als wenn es nur eine reine Textnachricht ist. Auf Social Media können wir also Emotionen teilen, miteinander kommunizieren und interagieren. Denn darum geht es schließlich: Wir erwarten Rückmeldung in Form von Likes und Kommentaren, die das stärkste Grundbedürfnis eines jeden Menschen befriedigen, nämlich das nach sozialer Zugehörigkeit und gleichzeitig unser Belohnungssystem im Gehirn befeuern. Der Mensch ist ein soziales Wesen und letztlich ein Herdentier, das dazugehören will und nach Wertschätzung und Beachtung strebt.

Unsere Erziehung in der westlichen Welt ist auf Reziprozität gepolt – Gegenseitigkeit. Was bedeutet, wenn jemand nett zu mir ist und mir geholfen hat, bedanke ich mich und bin auch nett. Verhalte ich mich nicht nach dem Muster der Reziprozität, wird das negativ interpretiert und könnte soziale Isolation zur Folge haben.

Erinnern wir uns an dieser Stelle an Norwegen und meinen Hinweis, dass ein Leben ohne Facebook dort tatsächlich genau in diese Richtung führen kann, in die soziale Isolation. Viel Zeit, sich zu sehen und zusammen Dinge zu erleben, gibt es im hohen Norden eher nicht. Am Wochenende, an dem ich es gewohnt bin, Freunde zu treffen und mit ihnen etwas zu unternehmen, zieht sich der vom Alltag gestresste Norweger am liebsten in seine Kernfamilie oder seine „hytta“ zurück. Wer also am sozialen Leben teilhaben will, muss digital unterwegs sein.

Zurück zur Reziprozität. Gegenseitiges Engagement ist also ein natürlicher Trieb, dem wir auch in den sozialen Netzwerken immer wieder nachkommen. Gerade bei Teenagern, die sich in der Orientierungsphase befinden, ist das Bedürfnis, Teil der Gemeinschaft zu sein, besonders groß. Sprich: Sie sind besonders sensibel und anfällig für diese Art der Kommunikation, aber auch genauso radikal, wenn jemand nicht dem Mainstream entspricht; dann fliegt er eben raus und wird blockiert. Häufig, ohne den Grund dafür zu erfahren, oder er erlebt einen nie dagewesenen „Shitstorm".

Ein weiteres Problem: Mit jeder neuen Freundschaftsanfrage, jedem neuen Like, jedem neuen positiven Kommentar wird das Belohnungssystem aktiv. Je mehr und je häufiger das geschieht, umso mehr entwickelt sich eine „Suchtgefahr", diese Grundbedürfnisse zu befriedigen.

Deswegen sind WhatsApp, Facebook, Instagram und Co. bei vielen Menschen aus dem Alltag nicht mehr wegzudenken. Kurz noch mal eine Nachricht verschicken und eben noch mal checken, was bei Instagram los ist, kaum jemand kann sich diesen Reizen noch freiwillig entziehen.

Laut der JIM-Studie 2019 ist der Messenger-Dienst WhatsApp in der Mediennutzung der Jugendlichen am beliebtesten, gefolgt von Instagram und Snapchat. Nach ihrer eigenen Einschätzung surfen Jugendliche jeden Tag im Schnitt etwa dreieinhalb Stunden im Internet.[16]

Dreieinhalb Stunden Lebenszeit, das sind die Stunden, die wir früher Ende der 70er- und in den 80er-Jahren irgendwo draußen mit Freunden verbracht haben, die wir in reale und soziale Begegnungen investiert haben, in denen wir wichtige Erfahrungen für das Leben sammeln konnten, die unsere Freundschaften gefestigt haben.

Mein Sohn, der eine norwegische Schule besucht, erzählte mir vor einiger Zeit, dass auf dem Schulhof kaum miteinander gesprochen wird. Die Zeit wird einfach nicht genutzt, um jemand Neuen wie ihn besser kennenzulernen. Wenn er dann aber nach Hause kommt und nicht auf Social Media aktiv ist, kommen von den Pseudofreunden*innen Beschwerden, warum er denn nicht reagiert und antwortet. Wirklich gute und echte Freundschaften konnte er hier in Norwegen noch nicht aufbauen. Verabredungen bei irgendjemandem zu Hause nach der Schule finden nur selten statt. Es stand auch noch nie jemand spontan vor unserer Haustür, um zu fragen, ob er Zeit hat. Auch deswegen ist es in diesem Land schwierig, sich zu integrieren und sich nicht einsam zu fühlen.

Studien haben sich damit beschäftigt, was passiert, wenn man Menschen für mehrere Tage den Zugang zu Social Media und damit zur digitalen Dauerberieselung sperrt. Es konnten tatsächlich klassische Entzugserscheinungen wie bei Suchtmitteln z. B. klassischem Drogenmissbrauch nachgewiesen werden.

Im Fokus stand bei den Untersuchungen die Frage: Wie sehr fehlt den Teilnehmenden der Studie die Nutzung von Social Media und was sind die messbaren Folgen eines solchen Entzugs? Antworten aus der klassischen Suchtforschung ließen sich also auch auf diesen Bereich übertragen.

Bei einigen Probanden*innen tauchten die Entzugserscheinungen schon nach einigen Tagen auf und verstärkten sich. Andere wurden schon innerhalb der 7-Tage-Frist rückfällig. Sie konnten ihrer Gier und ihrem Verlangen nicht mehr widerstehen und schummelten, indem sie Social Media während des Untersuchungszeitraumes doch nutzten. Die Forschenden stellten fest, dass der soziale Druck für die Teilnehmer*innen enorm war, dass man etwas verpassen könnte in den sozialen Netzwerken oder dass Freunde erwarten würden, dass man online ist. Aus wissenschaftlicher Sicht eine interessante Beobachtung, denn die Testpersonen durften „SMS“ und „E-Mail“ benutzen, wichen aber auf diese Kommunikationskanäle nicht aus.[17]

Ich erinnere mich an einen Konzertbesuch mit meiner damals 17-jährigen Nichte, der ungefähr 8 Jahre zurückliegt, als das Smartphone noch in den Kinderschuhen steckte. Wir waren bei einem Konzert der britischen Popband „Cold Play“ in Hannover. Diese Band ist einfach fantastisch und ihr Bühnenprogramm überwältigend. Schon damals war die Mehrheit der Konzertbesucher – meine Nichte inklusive – nur damit beschäftigt, während der Lieder das Handy hochzuhalten, zu filmen und Fotos zu machen.

Ich war schon damals irritiert davon und tatsächlich auch ein bisschen enttäuscht, denn das Handy hatte dafür gesorgt, dass ich zwar das Gefühl hatte, physisch mit meiner Nichte dort zu sein, aber als gemeinsames Erlebnis, bei dem wir ausgelassen tanzen und gemeinsam feiern und die fantastische Atmosphäre genießen – nur wir zwei – habe ich den Konzertbesuch nicht wahrgenommen. Smartphones auf Konzerten sorgen ja nicht nur dafür, dass die Verbindung zwischen Publikum und Künstler nicht mehr so intensiv ist, sondern sie versperren häufig auch den Blick auf die Bühne und sorgen bei den Bands für ein Gefühl, dass ihre Fans auf den Bildschirmen kleben und gar nicht richtig dabei sind.

Und tatsächlich: Es wird oft weniger getanzt, mitgesungen und geklatscht, Hauptsache filmen! Auf Kosten der Stimmung. Letztlich geht es am Ende auch hier wieder um nichts anderes als Aufmerksamkeit. Meine Facebook-, Instagram- oder Snapchat-Gemeinde soll schließlich wissen, wo ich bin, und dass es gerade *„so richtig abgeht“* bei mir. Großartig, oder?!

Irgendwann hat die Handywut bei Konzerten solche Ausmaße angenommen, dass viele Künstler*innen – wie z. B. der Gitarrenheld Jack White und die Popdiva Adele – so genervt waren, dass sie ein Handyverbot auf ihren Konzerten eingeführt haben. Nach dem Motto: *„Ohren auf, Smartphone aus.“* Schade, dass es erst so weit kommen muss, dass den Fans die Teile vor Konzertbeginn weggenommen werden, damit die Künstler*innen die Aufmerksamkeit bekommen, die sie verdienen. Hier ist irgendetwas total verrutscht. Und ganz ehrlich, irgendwann verschwinden die vielen Handyaufnahmen eh in der Versenkung und man schaut sich die Fotos und Videos eh nicht mehr an. Deswegen sollten wir uns immer bewusst machen: Was ist wichtiger? Der Moment des Erlebnisses oder der Moment, in dem wir Aufnahme drücken und eigentlich nur noch halb dabei sind.

Das stärkste menschliche Grundbedürfnis ist soziale Zugehörigkeit. In keiner anderen Phase des menschlichen Lebens hat man damit mehr Probleme als in der pubertären Phase. Daran können wir uns doch alle noch bestens erinnern. Hier fehlt es einem noch an Reife und Stärke, vielleicht auch einmal bewusst nicht das zu machen, was alle machen.

Das Bedürfnis, dazugehören zu wollen, ist also vor allem bei Teenagern besonders ausgeprägt. Wer viele Likes, Kommentare und Komplimente bekommt, ist „in". Nicht selten führt das zu einem regelrechten Wettbewerb in den sozialen Netzwerken, denn wer will schon gern „out" oder ein „Loser" sein. Außerdem ist es ja nirgendwo so einfach, sich selbst zu verwirklichen und etwas für sein Selbstwertgefühl zu tun. Jeder ist Held seiner eigenen Geschichte und das Publikum sind seine Follower*innen. Jeder kann sich posten, wie er ist oder wie er sein möchte. Häufig ist Letzteres der Fall – mehr Schein als Sein.

Fotos von sich selbst, lassen sich ja noch so auf hübschen, bis man zufrieden ist mit dem, was man sieht.

Was wir mehrheitlich auf Social Media sehen, sind weichgezeichnete Gesichter mit x Filtern draufgelegt, bis man das makellose Schönheitsideal erreicht hat, was der Masse gefällt.

Der Schönheitswahn kennt keine Grenzen und wird immer schlimmer. Und er setzt auch immer früher ein. Kinder, die ein Handy und Zugang zu den sozialen Medien bekommen, werden ja nachweislich immer jünger. Vor allem junge Mädchen werden frühzeitig darauf konditioniert, wie sie auszusehen haben, damit sie anderen gefallen. Das führt auch immer häufiger zu Essstörungen und Magersucht. Besonders bedauerlich finde ich, dass sie sich gerade, wenn sie in die Pubertät kommen, gern in extrem sexistischen Posen ablichten lassen und damit ein sehr fragwürdiges Frauenbild vermitteln.

Junge Menschen bewegen sich zunehmend in einer Scheinrealität.

Was zunächst wie eine harmlose persönliche Optimierung aussieht, hat eine nicht zu unterschätzende gewaltige gesellschaftliche Sog- und Druckwirkung. Jeder hat das Gefühl, mitmachen zu müssen, so zu sein wie alle. Durch Social Media verschärft sich das Problem, denn durch die Feedbackkultur in den sozialen Netzwerken wird der Erwartungsdruck an junge Menschen noch verstärkt. Wer sich dem Druck nicht beugt, gerät in die Defensive.

Auch die 29-jährige Buchautorin Nena Schink kritisiert diese Entwicklung. Schönheit mit Glück gleichzusetzen, sei eine Gleichung, die überhaupt nicht mehr in unsere Zeit passt. Schink bedauert, dass einer ganzen Generation junger Menschen das Selbstbewusstsein fehlt. Keiner wolle mehr anecken, alle würden mithalten, mitschwimmen und genauso aussehen wollen wie alle anderen. Auch zu diesem Thema hat sie ein Buch geschrieben. „Pretty happy" lautet der Titel des Buches, das sich mit dem extremen Schönheitswahn gesellschaftskritisch auseinandersetzt.

Es ist auch kein Geheimnis, dass viele junge Leute – oft auch Minderjährige – ein gestörtes Selbst- und Körperbild haben. Durch den enormen äußeren Druck sogar noch einen radikaleren Schritt gehen und Schönheitschirurgen*innen bedrängen, sie doch bitte so umzuoperieren wie die Person auf dem Foto, das sie mitgebracht haben. Dieser Trend nimmt unter Jugendlichen tatsächlich weltweit zu. Sie folgen einer Norm, wie Menschen in unserer Kultur auszusehen haben, und versuchen, sich schönheitschirurgisch zu optimieren. Und das in einem Alter, in dem ihr Körper und auch ihre Seele sich noch voll im Entwicklungsprozess befinden und noch gar nicht fertig sind. Unfassbar, hier kann man nur hoffen, dass den Fachmedizinern für ästhetische und plastische Chirurgie Ethik und Moral wichtiger sind als der in Aussicht gestellte Gewinn einer solchen OP und sie diese Eingriffe entsprechend ablehnen.

Politisch hat man immerhin schon reagiert. Seit März 2020 gilt ein Werbeverbot, das Reklame für unnötige Schönheitsoperationen – auch online – untersagt, die sich überwiegend oder ausschließlich an Kinder und Jugendliche richtet. Vielen Fachärzten*innen reicht das aber nicht. Sie sprechen sich sogar dafür aus, unnötige plastisch-chirurgische Schönheitseingriffe bei Minderjährigen ganz zu verbieten.[18]

Die Lösung kann aber nicht nur in Verboten liegen.

Hier sind auch wir als Eltern in der Pflicht. Wir sollten so früh wie möglich damit beginnen, unsere Kinder zu unterstützen, wenn sie noch klein sind und sich an uns orientieren. Für eine gesunde

Entwicklung unserer Heranwachsenden müssen wir ihnen eine sichere Umgebung bieten und konsequenten Rückhalt, damit ihr Selbstbewusstsein und ihr Selbstwertgefühl gestärkt werden. Damit sie eine gesunde Selbstliebe entwickeln und somit der Wunsch nach einer Schönheits-OP erst gar nicht entsteht.

Was Jugendliche durch den täglichen Einfluss der Medienwelt und die Macht der Bilder, auf denen alles glitzert und blinkt, häufig vergessen: Niemand ist perfekt! Und das sollte auch nicht das Ziel sein.

Mehr Schein als Sein.

Ein anderes typisches Beispiel: Immer wieder sind unter Jugendlichen Instagram-Challenges total angesagt – wie z. B. der Hashtag „Saufbild sonst Kasten", wo man sich als „Saufmaus" beteiligt. Auf den Selfie-Aufnahmen, die gern in abgedunkelten Räumen aufgenommen werden, sieht man Jungs oder Mädchen oder junge Erwachsene in Extremposen. Po und Brust bis zum Anschlag raus. Am besten in möglichst knapper Kleidung, dazu möglichst sexy schauen, mit Knutschmund oder Duckface, und so tun, als ob man gerade hackevoll ist.

Ist das Foto gepostet, verlinken sie Freunde, die dazu aufgefordert werden, auch einen Party-Schnappschuss und so ein richtig cooles Suff-Bild von sich zu posten.

Wenn sie das nicht tun, verlangt die Challenge, dass sie einen Kasten Bier ausgeben. Mittlerweile kursieren tausende solcher Suffbilder von jungen Menschen im Netz, stark alkoholisiert auf dem Boden liegend oder gerade beim Kotzen.

Woran die Jugendlichen offensichtlich nicht denken: Ist etwas erst einmal im Netz, bleibt es dort für immer und ewig und kann später in der Bewerbungsphase ein Problem werden. Personaler*innen checken heutzutage vor Bewerbungsgesprächen auch das Netz nach Informationen über die Person, die sich vorstellen möchte.

Die Strategie der Aufmerksamkeitsgewinnung: Man folgt vielen auf Instagram, um selbst viele Follower*innen zu bekommen und entsprechend viele Likes. Wem man folgt, ist dabei egal, wichtig sind am Ende die absoluten Zahlen und das versprochene Glücksgefühl, das damit einhergeht, denn es fühlt sich ja so an, als ob man wahnsinnig beliebt ist.

Und noch etwas: „*Wir müssen nicht von Geheimdiensten überwacht werden, wir kontrollieren uns gegenseitig, wenn wir rund um die Uhr senden, posten, liken, twittern und unsere vulgären Selbstinszenierungen zur Schau stellen, weil wir ohne den kleinen Dopaminschub zwischendurch nicht mehr leben wollen*", schreibt der Journalist Tobias Haberl sehr treffend in seinem 2019 erschienenen Buch „Die große Entzauberung".

Im echten Leben, das wissen wir alle, ist es dagegen viel schwieriger, Aufmerksamkeit zu bekommen, erst recht ständig positive Rückmeldung. Da muss man sich schon deutlich mehr anstrengen. Gibt es beispielsweise im Berufsleben keine positive Feedbackkultur, ist die eigene intrinsische Motivation gefragt, sich trotzdem mit all seiner Kraft und Energie täglich einzubringen.

9.
Das Handy der Zeitfresser

Normalerweise sind wir Menschen es gewohnt, etwas zu beginnen und zu beenden. Alles hat einen Anfang und ein Ende. Der Arbeitstag, der Schultag, das Treffen mit Freunden, der Urlaub, das Zimmeraufräumen … ich könnte die Liste hier endlos fortsetzen.

Das Gefühl, etwas zu beenden, verschafft uns Ruhe und Zufriedenheit. Im besten Falle sind wir mit dem Ergebnis glücklich und haken den Vorgang ab.

Facebook hat es geschafft, uns in eine Dauerschleife zu stecken, aus der wir kaum wieder rauskommen. Und wenn, dann kostet uns das eine Menge Kraft und Überwindung. Bei Facebook gibt es kein Ende. Kaum hat man einen Post geöffnet und ihn gelesen, „ploppt" schon die nächste Info oder das nächste Video auf und lässt uns weiter runterscrollen. Unser Gehirn gerät in einen Daueralarmzustand, denn die Vielfalt und Menge an Informationen ist kaum zu verarbeiten, geschweige denn, zu behalten. Wie häufig erwische ich mich dabei, dass ich zwar viele Informationen aufgenommen habe, aber die Behaltensleistung eher ernüchternd ist.

Dazu kommt: Je länger man sich bei Facebook aufhält, desto größer ist die Gefahr, dass man aus der Dauerschleife nicht mehr rauskommt. Man scrollt und scrollt und scrollt an unwichtigen und wichtigen Inhalten vorbei und in einem wächst die Angst, sollte man jetzt aufhören, doch noch etwas Entscheidendes zu verpassen. Experten sprechen auch von der „Fear of missing out".[19]

Auch Push-Nachrichten, die viele Apps dem Nutzer aufs Handy schicken, kombiniert mit einem Ton, sorgen dafür, die gesamte Aufmerksamkeit auf das Gerät zu lenken und damit abzulenken. Auch sie führen dazu, dass der Nutzer ständig auf sein Display schaut. Unsere schwächsten Seiten werden gnadenlos ausgenutzt. Und nebenbei werden noch unfassbar viele persönliche und sensible Daten der User durch die Firmen abgegriffen und für kommerzielle Zwecke und personalisierte Werbung genutzt.

Die Dynamik, die in dem System steckt, ist unfassbar.

Kaum einer hält es aus, in Momenten, in denen er auf etwas wartet, nicht sofort sein Handy aus der Tasche zu ziehen. Kaum einer nutzt solche Momente noch, um einfach mal seinen Gedanken nachzuhängen, kreative Ideen zu entwickeln und seinen Blick schweifen zu lassen. Wir wischen panisch über unser Handy, weil wir kaum noch in der Lage sind, Einsamkeit für eine bestimmte Zeit auszuhalten.

Wir wollen ständig über die sozialen Netzwerke wahrgenommen werden. Wir müssen ununterbrochen für Aufmerksamkeit sorgen, damit die Kontakte nicht einbrechen. Nur dann haben wir offensichtlich das Gefühl, dass es uns tatsächlich gibt. Wir sind „connected", theoretisch jeder mit jedem auf der Welt, fühlen uns als Teil einer Gemeinschaft, die aber eins kaum bietet: verlässliche Bindungen. Die kalte Technologie erzeugt lediglich eine Illusion von Zusammengehörigkeit, sie schafft eher Barrieren für echte zwischenmenschliche Verbindungen.

Es ist unkompliziert, in die soziale Netzwerk-Gemeinschaft reinzukommen, aber man kann auch genauso schnell wieder rausfliegen oder andere aus seinem Netzwerk rausschmeißen, weil man sie nicht mehr mag, indem man einfach ihre Nachrichten nicht mehr beantwortet oder sie blockiert. Jeder verfolgt am Ende nur seine Einzelinteressen, sucht den persönlichen Vorteil. Der, der am lautesten schreit, sich am smartesten präsentiert, am besten für sich wirbt, der gewinnt am Ende Aufmerksamkeit – die aber auch genauso schnell wieder verfliegt – und das Gefühl von Gemeinschaft. Aber auch die gaukelt das Netz unseren Kindern am Ende nur vor.

Soziale Bindungen, die nur über das Netz gepflegt werden, haben nicht denselben Wert wie in der realen Welt. Der Soziologe Zygmunt Baumann hat sein gesamtes Leben vor dem Verlust menschlicher Bindungen gewarnt. Zitat Baumann:

„Die Gefahr ist, dass das Muster von Beziehungen so wird wie das Verhältnis zu einem Gebrauchsgegenstand. (...) Es ist wie bei der Barbiepuppe. Kommt die neue Version auf den Markt, tauscht man die alte gegen diese aus.“[20]

Und er hat, wie ich finde, Recht behalten.

Wir Menschen lassen uns wertvolle Zeit von einem Gerät wegnehmen. Zeit, die wir viel sinnvoller mit anderen Dingen verbringen könnten. Vor allem Jugendliche, bei denen ohnehin schon viel Zeit von der Schule oder der Ausbildung in Beschlag genommen wird, räumen diesem Gerät eine Priorität ein, die mit dem normalen Menschenverstand nicht mehr nachzuvollziehen ist.

10.
Bewusste Manipulation

Zeit ist kostbar. Zeit läuft ab, unwiederbringlich. Zeit sollte man teilen, vor allem mit anderen Menschen und nicht ununterbrochen mit einem Gerät.

Ein auf Milliarden Menschen gewachsenes Netzwerk verändert nicht nur die Beziehungen miteinander, sondern verändert zwangsläufig auch die Gesellschaft.

Es ist kein Geheimnis, dass auch die einflussreichen Manager*innen im Hightech-Mekka des Silicon Valley, deren Ideenreichtum diese digitale Welt geschaffen hat, sich der negativen Folgen immer bewusst waren. Für ihren Nachwuchs haben sie ausgerechnet im Zentrum des digitalen Fortschritts deshalb Kindergärten und Privatschulen gegründet, in denen ohne Smartphone und iPad gelehrt und gelernt wird.

Kreide und Tafel statt Computer mit Internetzugang in Hightech-Klassenzimmern.

Während ihre Marketingstrategien in einem Milliardenmarkt darauf abzielen, die Digitalisierung in den Klassenzimmern im Rest der USA und der Welt voranzubringen, haben sie ihre eigenen Kinder vor zu viel Technik geschützt. Weil sie wussten, wo die Gefahren lauern, setzten sie lieber auf Lernen mit allen Sinnen und altmodischen Lehrtechniken, um die sozialen und kreativen Stärken ihrer Kinder zu entwickeln und zu fördern. Nach klassischer Waldorfpädagogik wird z. B. in der kalifornischen Stadt Mountain View im Herzen des Silicon Valley gelehrt. Die Hauptquartiere von Apple, Google und Facebook liegen nur wenige Minuten entfernt.

Die Nachfrage nach Schulplätzen ist größer als das Angebot. Für einen der begehrten Plätze müssen die Eltern einiges auf den Tisch legen. Je nach Klassenstufe kann ein Jahr an der Schule ca. 30 000 Euro kosten.

Was alle Privatschulen im Silicon Valley gemein haben? Die Mehrheit der Eltern der Schüler*innen arbeiten in Tech-Konzernen. Sie haben alle durch ihren eigenen Medienkonsum erfahren, dass Computer wie digitales Nikotin oder Kokain wirken und ganz leicht süchtig machen. Für ihre Kinder wollen sie deswegen nur das Beste und sie gerade in der sensiblen Phase, in der sie wachsen und reifen, schützen.

Auch die Computer-Größen Steve Jobs und Bill Gates sind im Umgang mit ihren Kindern einen konsequent anderen Weg gegangen.

Apple-Gründer Jobs hat 2010 in einem Interview mit der „New York Times" zugegeben, dass seine Kinder das gerade auf den Markt gebrachte iPad zu Hause nicht nutzen dürfen und er die Nutzung von Geräten generell bei seinen Kindern stark einschränkt. Auch Microsoft-Gründer Gates hat 2007 eingeräumt, dass er seinen Kindern klare Limits setzt. Immer wieder haben in den vergangenen Jahren frühere einflussreiche Facebook-, Google-, Amazon- oder Apple-Mitarbeiter den Mut gehabt, sich in Zeitungsinterviews kritisch zu den digitalen Hilfsgeräten zu äußern und zu erläutern, welche Low-Tech-Lernkonzepte sie sich für ihre eigenen Kinder vorstellen und warum.[21]

Ein sehr schlechtes Gewissen muss auch der frühere Google-Mitarbeiter und Designer Tristan Harris gehabt haben, als er mit dem Satz zitiert wurde: *„Moderne Technologien seien genauso gefährlich wie Zigaretten, ein Smartphone mit Facebook, YouTube und Snapchat löse eine Erosion menschlichen Denkens aus."*[22]

Heute engagiert er sich bei der Initiative „Time Well Spent", die er mitgegründet hat, und ist zu einem bedeutenden Kritiker der Szene im Silicon Valley geworden. Er will Menschen klarmachen, dass Smartphone-Apps süchtig machen, Nutzer in ihrem Verhalten permanent kontrolliert und manipuliert werden und der ständige

Gebrauch digitaler Geräte den Menschen zu sehr vom Wesentlichen ablenkt, und ihnen helfen, getreu dem Motto *„Weg vom Handy, zurück ins Leben"*.

„Ich wache immer wieder mal schweißgebadet auf und überlege, was haben wir bloß auf die Welt gebracht?", das hat der iPod-Erfinder und iPhone-Designer Tony Fadell vor zwei Jahren bei einer Veranstaltung im Design Museum London gesagt.

Die suchterzeugende Wirkung sei fest ins Design des „Gadgets" – also des Smartphones – eingewoben.

Vor mehreren Jahren verließ er frustriert das Silicon Valley, suchte nach einem neuen Sinn im Leben und setzt sich seitdem beruflich mit der Klimakrise und möglichen Lösungen auseinander.[23]

Selbstkritisch haben sich auch der frühere Facebook-Produktmanager Garcia-Martinez sowie der langjährige Facebook-Berater Sean Parker geäußert. Wie eine Bombe schlug die Kritik 2017 in der Internetwelt ein, als der Internetunternehmer Parker mit seinem ehemaligen Arbeitgeber abrechnete. Auf einer Konferenz feuerte der einstige Mentor von Facebook-Chef Mark Zuckerberg völlig überraschend ein ganzes Arsenal an Kritik ab, denn wie er selbst bei seinem späten Bekenntnis sagt, ist er mittlerweile zu einem „gewissenhaften Gegner" der sozialen Medien geworden.

Parker war von Anfang an dabei, als aus einer kleinen Studentenidee langsam ein profitables, schnell wachsendes Start-up-Unternehmen wurde. Mit sieben Prozent am Unternehmen beteiligt, war er auch als sogenannter „President" in die Unternehmenshierarchie eingebunden und damit maßgeblich mitverantwortlich für den unvergleichlichen Erfolg des Netzwerkes.

Man habe, so Parker, etwas gezielt entwickelt, was so viel Zeit und bewusste Aufmerksamkeit des Nutzers wie nur möglich beanspruchen sollte. Dafür hätten die Entwickler von Facebook natürlich die psychologische Anfälligkeit des Menschen ausnutzen müssen.

Jedes Mal, wenn jemand einen Beitrag oder ein Foto auf Facebook teilt, positiv bewertet oder kommentiert, gebe das einen kleinen Dopamin-Kick bei der betreffenden Person. So würden Menschen in „Soziale-Wertschätzungs-Schleifen" geraten, „*auf eine Art, wie sie sich nur Hacker wie ich ausdenken können, weil eine psychologische Verletzlichkeit der Menschen ausgenützt wird*". Die Erfinder der sozialen Netzwerke, unter anderem Mark Zuckerberg, aber auch er selbst, hätten das von Anfang an verstanden, dass sie die Psyche der Menschen bewusst manipulieren. „*Aber wir haben es trotzdem gemacht.*" Zu Menschen, die Parker erklärt hatten, dass sie doch lieber reale Kontakte pflegen, als bei Facebook zu sein, habe er damals gesagt, „*Früher oder später werden wir dich kriegen.*"

Worte, die noch im Nachhinein schockieren und verdeutlichen, wie egal der Industrie die einzelnen Menschen waren und sind. Dass sich die Gesellschaft und die Beziehungen der Menschen zueinander buchstäblich ändern und Facebook die Produktivität der Menschen hemmt, auch das sei den Machern von Facebook, so Parker, klar gewesen, aber „*nur Gott weiß, was es mit den Gehirnen unserer Kinder macht*".[24]

An dieser Stelle muss ich widersprechen, denn deswegen schreibe ich ja dieses Buch. Gott allein wird es nicht wissen. Die Studienlage ist mittlerweile so umfangreich, dass auch wir bereits abschätzen können, was wir unseren Kindern antun und welchen Risiken und negativen Effekten wir sie aussetzen, wenn wir nicht endlich unser Erziehungsverhalten ändern und der Jugend die Bedrohung verdeutlichen. Das setzt allerdings voraus, dass wir uns mit den Fakten und neuesten Erkenntnissen auch wirklich aktiv auseinandersetzen. Immerhin kontrolliert Facebook mittlerweile das Kommunikationsverhalten von mehr als 2,8 Milliarden Mitgliedern.[25]

Ein anderes Zitat, dass ich schockierend und aber zugleich sehr aufschlussreich fand, war das von Chamath Palihapitiya, dem früheren Vizepräsidenten für Nutzer-Wachstum bei Facebook.

„*Die von uns entwickelten, schnell reagierenden, dopamingetriebenen Feedbackschleifen zerstören, wie die Gesellschaft funktioniert. (...) Kein gesellschaftlicher Diskurs, keine Zusammenarbeit; Desinformation, Unwahrheit. Und das ist nicht nur ein amerikanisches Problem. (...) Ich fühle mich sehr schuldig. Ich glaube, in den hintersten Winkeln unseres Bewusstseins wussten wir es alle – obwohl wir immer so getan haben, als ob es wahrscheinlich keine negativen, ungewollten Folgen geben würde. Ich glaube, dass wir im Bauch, ganz tief im Unterbewusstsein, schon immer irgendwie wussten, dass etwas Schlimmes passieren könnte. (...) Jetzt haben wir, glaube ich, einen wirklich schlimmen Zustand erreicht. Er untergräbt das Fundament des Verhaltens der Menschen zu- und untereinander. Und ich habe keine Lösung dafür. Meine persönliche Lösung ist, dass ich diese Tools einfach nicht mehr benutze. Schon seit Jahren nicht mehr.*"[26]

Wir sprechen hier also über alles andere als eine Bagatelle. Das Ziel der Internetpioniere ist aufgegangen. Allein in Deutschland galten bereits 2017 einer Studie des Bundesverbandes der Kinder- und Jugendärzte zufolge rund 600.000 Jugendliche und junge Erwachsene als Internet-abhängig. Und zweieinhalb Millionen als problematische Internetnutzer. Die Studie hatte damals die Bundesdrogenbeauftragte Marlene Mortler in Auftrag gegeben. Schon damals empfahlen die Kinderärzte zwei eiserne Regeln: Kinder sollten bis zum sechsten Lebensjahr nur in Begleitung Erwachsener fernsehen und vor dem 12. Lebensjahr sollten sie auf keinen Fall ein Handy bekommen. In den USA waren die Zahlen zu der Zeit auch bereits erschreckend hoch. Fast ein Drittel der 18- bis 24-Jährigen galt 2018 als süchtig nach digitaler Dauerberieselung. Viele von ihnen klagten über Konzentrations- und Schlafstörungen, Leistungsabfall, Depressionen, Vereinsamung, Verwahrlosung und Essstörungen. Wen wundert das noch?

Erst kürzlich habe ich die Dokumentation „The social dilemma" mit meinen Kindern auf Netflix geschaut. Hier packen die Internet-Pioniere und Hightech-Manager des Silicon Valleys in persönlichen Interviews aus. Sie ordnen ein, sie reflektieren, sie kritisieren und sie geben zu, dass sie eine Welt geschaffen haben, die uns als Gesellschaft gesundheitlich und sozial schadet, uns süchtig machen sollte und uns dazu noch wirtschaftlich ausnutzt, indem sie uns permanent mit Werbebotschaften konfrontiert und zu Käufen verleitet, die wir eigentlich gar nicht vorhatten. Parallel zu den

Interviews wird eine Familiengeschichte erzählt, in der die Probleme der Eltern mit ihren Kindern und den Medien sehr eindrücklich veranschaulicht werden.

Mich hat die Doku sehr beeindruckt. Mein Jüngster hat daraufhin einige seiner Social-Media-Apps sofort gelöscht. Anstatt Bücher über das Mittelalter oder alte Klassiker zu lesen, sollten sich Schulen meiner Ansicht nach dringend mit diesen Gegenwartsthemen beschäftigen und diese Dokumentation im Unterricht zeigen und darüber diskutieren. Schulen brauchen dafür dringend ein eigenes Schulfach, das Medienkompetenz vermittelt und sich kritisch mit den negativen Effekten befasst wie zum Beispiel „Fake News", denn die nehmen nachweislich immer mehr zu und sorgen in vielen Bereichen für Misstrauen und Unverständnis. Nur, wenn wir den jetzigen Generationen ein Bewusstsein für dieses Thema – „the social dilemma" – vermitteln, haben wir eine Chance, dass sich die Dinge zum Besseren wenden.

Bewusstsein schafft Freiheit. Die Freiheit, eigene Entscheidungen zu treffen und sich nicht ständig manipulieren zu lassen. Die Freiheit, bewusst einen anderen Weg zu gehen.

11.
Doch wo werden die Grundlagen gelegt?

Mittlerweile leider schon zu einem Zeitpunkt, bevor ein Kind den Kindergarten besucht. Das Handy ist aus den meisten Haushalten nicht mehr wegzudenken, was natürlich auch einen starken Einfluss darauf hat, wie Kleinkinder groß werden.

Hier in Norwegen habe ich viele Situationen erlebt, in denen bereits sehr kleinen Kindern die Geräte förmlich aufgedrängt werden. Sie werden verkabelt und verstöpselt, damit die Eltern ihre Ruhe haben.

Ein in Norwegen und anderen skandinavischen Ländern mittlerweile auch alltägliches Bild: die Handy- bzw. iPad-Abhängigkeit in Restaurants. Häufig sieht man junge Familien beim Essen, die ihren Kindern auf dem iPad während des Restaurantbesuchs einen Film hochladen und die Kleinen parken, um sich ungestört unterhalten oder – noch viel schlimmer – das eigene Handy und seine Angebote checken zu können.

Traurig daran ist: Wir haben uns schon so sehr an dieses Bild im öffentlichen Raum gewöhnt, dass die meisten ihr Verhalten und das ihrer Kinder gar nicht mehr hinterfragen. Wenn rechts und links Familien neben mir sitzen, die gerade ihre Kinder vor dem iPad parken, na, dann kann ich das doch auch tun. Nein, gerade dann eben nicht! Gerade jetzt ist meine Verantwortung gegenüber meinen Kindern als Elternteil gefragt. Gerade in einer solchen Situation könnte man seinen Kindern mit gutem Beispiel vorangehen und ihnen zeigen, dass ein gemeinsames Essen einen sozialen Wert hat und man es zusammen genießen möchte.

In Deutschland gibt es tatsächlich schon Lokalitäten, die bewusst damit werben *„Hier gibt es kein WLAN, tut so, als wäre es 1995"* und ihre Gäste auffordern, einfach wieder miteinander zu sprechen. So wie früher.

Ich erinnere mich gern an die Zeit Anfang der 2000er-Jahre, als meine Kinder klein waren. Wenn wir essen gegangen sind, haben wir Karten- oder Geschicklichkeitsspiele mitgenommen. So haben wir die Zeit überbrückt, bis das Essen serviert wurde; und so wurde aus dem Restaurantbesuch eine wertvolle Familienzeit.

Als ich vor einigen Wochen von Hamburg nach Oslo fliegen wollte und am Check-In-Schalter in der Warteschlange stand, wurde ich zufällig Zeuge eines Gesprächs zwischen zwei jungen deutschen Müttern. Beide lebten seit einiger Zeit in Norwegen und auch sie hatten bereits realisiert, wie stark der Einfluss digitaler Medien auf Kinder in ihrem neuen Heimatland ist. Eine der beiden beklagte sich, dass sie ihr dreijähriges Kind eigentlich noch konsequent von digitalen Medien fernhalten wolle, der Kindergarten ihr jedoch einen Strich durch die Rechnung ziehe. Beim Abholen habe sie schon mehrfach festgestellt, dass ihr Kind irgendwo in der Ecke saß und am iPad spielen und malen durfte. Sie sei sehr verunsichert, wie sie darauf reagieren solle, sagte sie ihrer Freundin.

Als ich das hörte, konnte ich mich nicht zurückhalten und habe mich in die Unterhaltung eingemischt. Ich habe versucht, sie darin zu bestärken, an ihrer Haltung konsequent festzuhalten und vom Kindergarten einzufordern, ihr Kind von diesen Geräten fernzuhalten. Am Ende habe ich ihr das neueste Buch von Manfred Spitzer empfohlen, dass ihr mit Sicherheit helfen wird, zu verstehen, dass sie auf dem richtigen Weg ist. Dankbar für diesen Hinweis hat sie sich daraufhin den Buchtitel notiert.

Eine andere Beobachtung, die mir in Erinnerung geblieben ist, habe ich auf einer Tour an den „Gaustatoppen" – den höchsten Berg im südlichen Norwegen – erlebt. Von seiner Spitze aus kann man bei optimaler Sicht ein Sechstel Norwegens sehen: im Osten die schwedische Grenze, im Süden das Meer.

Zur Zeit des Kalten Krieges wurde der Berg militärisch genutzt, als Radar- und Funkstation. In den 50er-Jahren wurde zu diesen Zwecken eine Bergbahn in den Fels gebaut. Ein faszinierendes Bauwerk. Zunächst geht es horizontal gut 850 Meter mit einer Flachbahn in den Berg, dann steigt man um in eine sehr steile Standseilbahn, die über 1.045 Meter eine Höhendifferenz von 650 Metern überwindet. Seit Anfang der 2000er-Jahre wird die Bahn kommerziell genutzt und bringt Touristen auf eine Höhe von 1.800 Metern. Weil die Bahn nur eine kleine Anzahl von Menschen befördern kann, mussten wir ein wenig in der Schlange warten. Das tat auch ein Mann mit seinem noch sehr kleinen Sohn, der gerade mal laufen konnte. Anstatt sich mit ihm zu beschäftigen, drückte der Vater ihm ein Handy in die Hand – mit einem geladenen Spiel. Über eine halbe Stunde guckte der Kleine unentwegt auf das Display und spielte. Als die Bahn dann endlich kam, war das Geheule groß, auf jeden Fall größer als die Freude auf das bevorstehende Abenteuer, denn nun wanderte das Handy ja zurück in den Rucksack.

Nicht selten werden Handy oder iPad als digitale Babysitter oder digitale Schnuller missbraucht. So habe ich es auf einer meiner Fährfahrten zwischen Larvik und Hirtshals erlebt. An unserem Reisetag herrschte starker Wellengang. Vielen Gästen ging es gar nicht gut, sie kämpften gegen ihre Übelkeit. Auf dem Schiff waren an diesem Tag sehr viele Familien mit kleinen Kindern im Kindergartenalter unterwegs, doch anstatt mit ihnen zu spielen und sie abzulenken, bekamen die meisten Stöpsel in die Ohren, wurden mit dem Handy oder iPad verbunden und starrten mehr als drei Stunden auf die Bildschirme, während die Eltern schnarchend auf den Sitzbänken lagen.

So werden Kinder letztlich schon frühzeitig darauf konditioniert: Wenn ich meine Ruhe haben will, dann darfst du stundenlang Filme gucken oder Online-Spiele spielen. In diesem Fall hat dann offensichtlich der Egoismus der Eltern Vorrang vor einer gesunden Entwicklung der Kinder. Für mich kommt das einer leichten

„Körperverletzung" gleich, denn schließlich sind die Kinder nicht in der Lage, selbstverantwortlich abzuschätzen, welche langfristigen Folgen ein solches Erziehungsverhalten für sie haben wird.

Werden sie größer und bekommen Zugang zum Internet und den sozialen Medien, was mittlerweile ja schon bei Grundschulkindern normal ist, dann schränkt das Smartphone auch die eigene Willensbildung massiv ein. Auch an dieser Stelle möchte ich eine Äußerung von Hirnforscher Manfred Spitzer aufgreifen, der sagt, dass er *„keinen größeren Willensbildungskiller kennt als das Smartphone"*.

Rund um die Uhr werden wir Menschen beobachtet und registriert, ununterbrochen saugen Algorithmen Daten über uns auf. Auf welchen Seiten wir uns aufhalten, welche Links wir anklicken, welche Videos oder welche Werbung wir uns anschauen, was wir gerade tun, wo wir gerade sind, mit wem wir online Kontakt haben. Alle diese Daten werden dann ausgewertet und genutzt, um uns und unser Verhalten vorsätzlich für deren Zwecke, z. B. der Werbetreibenden, zu manipulieren.

Fast schon sekündlich schlagen Algorithmen den Menschen vor, was sie sich anschauen, kaufen, womit sie sich beschäftigen können, welche Informationen ihnen zuteilwerden sollen etc. Im Gegensatz zu früher sind die Botschaften und die Werbung ganz spezifisch auf den Einzelnen zugeschnitten und werden ständig optimiert. Uns wird Stück für Stück der eigene freie Wille genommen. Für die Entwicklung von Kindern ist das eine Katastrophe. Sie werden zu ferngesteuerten Marionetten, willenlosen Menschen, die sich einem Gerät ausliefern. Doch gerade Willensbildung ist ein Lernprozess und für das menschliche Überleben essenziell. Nur, wenn ich lerne, einen eigenen Willen zu entwickeln, kann ich mich später im Leben auch zurechtfinden und durchsetzen und weiß, was ich eigentlich will. Kann mich willentlich motivieren, bestimmte zielgerichtete Handlungen auszuführen, wie z. B. aktives Lernen, kann eigenständig Ideen entwickeln und diese auch umsetzen. Aus meiner eigenen Kreativität können dann auch eigene Erfolgserlebnisse entstehen, die mich wiederum dazu animieren, neue Ideen aufzugreifen.

Ein weiteres Problem: Wenn Kinder über Smartphones ständig mit neuen Anregungen bombardiert werden, führt das kaum zu Klarheit, sondern stiftet eher Verwirrung und zerstreut die Konzentration. Die Vielzahl an Informationen verhindert, einen klaren Gedanken zu fassen. Meistens werden sie so sehr abgelenkt, dass sie sich nicht besonders lange mit einem Thema beschäftigen, um daraus wieder neue Gedanken über ein bestimmtes Maß hinaus zu entwickeln.

Ich stelle immer wieder in Gesprächen mit Entsetzen fest, wie groß bei vielen Eltern der Mangel an Faktenwissen ist, aber auch offenkundiges Desinteresse an Forschungsergebnissen und Entwicklungen zum Thema Digitalisierung. Es ist jedoch unter den meisten Experten unumstritten, der häufige Gebrauch von Smartphones und digitalen Endgeräten fügt unserer Gesundheit, unserer Bildung und unserer Gesellschaft große Schäden zu. Schäden, die wir einfach nicht mehr ignorieren können.

12.
Heute schon mit Ihrem Kind gesprochen?

Wir als Eltern sind ein nicht zu unterschätzender Teil in der Medienerziehung unserer Kinder. Wir müssen positive Vorbilder sein, an denen sich unsere Kinder orientieren können. Gerade in der Kleinkindphase spiegeln Kinder unser Verhalten. Sie ahmen uns nach und das sollten wir uns immer wieder bewusst machen. In dieser Phase prägen wir sie noch sehr stark. Da brauchen sie noch sehr viel Aufmerksamkeit, Blickkontakt und Zuwendung, aber auch Anregungen, um sich ihrem Potenzial entsprechend gut und gesund entwickeln zu können. Die ersten drei Lebensjahre – das weiß man heute aus der Bindungsforschung – sind besonders entscheidend. In der Phase gibt eine gute und intensive Bindung dem Kind Sicherheit und Vertrauen in sein weiteres Leben. Kinder lernen ihr Verhalten, ihre Einstellungen und Gefühle, aber auch motorische und haptische Fähigkeiten durch die Art, wie wir es ihnen vorleben – also in der analogen Welt.

Zum Beispiel der Bereich haptische Wahrnehmung: Kinder lernen durch aktive, bewusste Berührung mit ihren Händen von Objekten in ihrer Umwelt, deren Größe, Kontur, Form, Temperatur und Masse zu erfassen. Passiv nehmen sie dabei über die Rezeptoren auf unserer Haut taktile Reize wahr, wie z. B. Berührung, Druck, Temperatur und Schmerz. In der Fachsprache bezeichnet man das als taktile Wahrnehmung. Diese ist nicht zu unterschätzen, denn nur so erfasst und erkundet man gerade in den ersten Lebensjahren seine Umwelt und sammelt wichtige Informationen. Damit Kinder diese wichtigen Lernerfahrungen machen können, müssen wir als Eltern sie im Alltag fördern, indem wir zum Beispiel mit ihnen backen und sie den Teig kneten lassen, damit sie sich genauer mit ihrem eigenen Tastsinn auseinandersetzen können, oder indem wir mit ihnen zusammen aus Bauklötzen einen Turm bauen und sie so viele Bausteine aufeinander setzen lassen, bis der Turm umfällt. Aus solchen Momenten lernen Kinder, ihre Welt zu sortieren und abstrakte Zusammenhänge zu begreifen. Durch das Greifen von Gegenständen sind Kinder in der Lage, komplexe Denkmuster zu entwickeln, und die helfen ihnen dann später, abstrakte Inhalte zu verstehen. Kinder müssen sich in ihrer Welt bewegen, nur das fördert ihre Wahrnehmung. Ergänzend kann man als Eltern auch Wahrnehmungsspiele mit ihnen durchführen, damit sie den Umgang mit ihren verschiedenen Sinnen lernen.

Hat man das verstanden, ist doch eins klar: Entsprechend groß ist unsere Verantwortung, ihnen einen guten Start ins Leben zu vermitteln. In den ersten drei Lebensjahren bzw. in der Zeit vor der Schule hat ein Smartphone oder ein Tablet in den Händen der Kleinkinder definitiv nichts zu suchen. Da teile ich vollkommen die Meinung der Experten.

Und dennoch, obwohl diese Erkenntnisse in der Bindungsforschung belegt sind, ist es heute sogar in der ersten Lebensphase nicht ungewöhnlich, dass eine Mutter stillt und gleichzeitig auf Social Media unterwegs ist oder draußen beim Spazierengehen kaum Blickkontakt mit dem Baby pflegt, weil sie ja wichtige Wort- oder Sprachnachrichten auf WhatsApp verfassen muss.

Dabei ist es doch hinreichend untersucht, dass Stillen nicht nur Nahrungsaufnahme für das Baby, sondern auch Nähe und Kommunikation ist. Der Säugling versucht, Blickkontakt zur Mutter aufzunehmen, und wartet auf Rückmeldung. Die gibt ihm Sicherheit und Geborgenheit. Prof. Dr. Rainer Riedel, Arzt für Nervenheilkunde und Experte für Mediennutzung, hat in einem Interview erklärt, bekommt ein Baby keine Rückmeldung, kann es nur noch schreien, um die Aufmerksamkeit seiner Mutter zu erlangen. Nur, wenn das Baby eine liebevolle frühe Zuwendung erfahre, könne sich das kindliche Hirn richtig entwickeln. Habe das Handy allerdings Priorität, könnten langfristig Schlafstörungen und Bindungsprobleme auftreten.

Es kann aber auch noch schlimmer kommen: Eine Statistik zeige, so Riedel, dass sich die Unfälle von Kindern auf Spielplätzen zwischen 2008 und 2015 verdreifacht hätten.[27]

Wie krass, Eltern glotzen auf ihr Smartphone und das Kind fällt vom Klettergerüst.

An die Stillzeit denke ich ausgesprochen gern zurück. Mitten in der Nacht auf dem Sofa zu sitzen und eine zuvor nicht gekannte Nähe und Wärme zu einem kleinen Wesen zu spüren, zu beobachten, mit welchem Urvertrauen ein kleines Bündel die Welt betritt. Ich habe diese gemeinsame Zeit genossen, jede Minute. Ich habe meinen Kindern beim Stillen tief in die Augen geschaut und war beglückt, als ich merkte, sie blicken mit derselben Liebe zurück. Im Traum hätte ich nicht daran gedacht, ein Handy in die Hand zu nehmen. Diese Momente der Ruhe waren etwas Besonderes.

Wenn ich mit meinen Kindern im Kinderwagen oder später in der Karre unterwegs war, habe ich unentwegt mit ihnen gesprochen. Erzählt, gesungen, beschrieben, was ich sehe etc. In der Karre saßen meine Kinder nie mit Blick nach vorn und einem Brötchen in der Hand, sondern umgekehrt mit dem Rücken in Gehrichtung, sodass wir immer Blickkontakt hatten und kommunizieren konnten. Noch heute bin ich davon überzeugt, dass sich meine Kinder auch deswegen sprachlich so gut entwickelt haben und sich gleichzeitig eine gute Beziehungsqualität entwickeln konnte, die bis heute Bestand hat.

Ist es nicht immer wieder eine Frage der Prioritäten? Wer ist wichtiger: die Welt da draußen, die ich digital erreiche, oder das kleine Bündel, das vor mir sitzt und eine unfassbar große Freude empfindet, wenn man ihm Aufmerksamkeit schenkt?

Die 30-jährige Tochter unserer Nachbarin in Deutschland hat darauf eine klare Antwort. Als ich vor einiger Zeit auf einem Heimatbesuch war, traf ich sie draußen auf der Straße mit ihrem 8 Monate alten Sohn in der Karre. Mir fiel sofort auf, wie aufgeweckt, glücklich und neugierig das kleine Kind wirkte. Die Augen strahlten, alle Sinne richteten sich auf die Reize, die von außen kamen. Und wie saß der Kleine in der Karre? Mit dem Gesicht zur schiebenden Mutter. Das, erklärte mir die Mutter, sei ihr sehr wichtig, weil sie mit ihrem Kleinen beim Spazierengehen ununterbrochen spreche, ihm alles erkläre und sich über Mimik und Gestik mit ihm austausche. Das Ergebnis dieser zugewandten Erziehung kann man schon jetzt nach wenigen Lebensmonaten an dem Kleinen beobachten, der auch auf mich offen und fröhlich reagiert.

Ein Smartphone war weit und breit nicht zu sehen!!!

Gerade kleine Kinder machen wichtige Entwicklungsschritte. Sie brauchen positives Feedback und Anerkennung, damit wir sie motivieren, den nächsten Schritt zu gehen. Wir sollten zuhören, aktive Spielgefährten sein und ihnen gern Geschichten erzählen. Ein Mangel an Aufmerksamkeit und Zuwendung wirkt sich gerade bei kleinen Kindern negativ auf ihre Sprachentwicklung und die Eltern-Kind-Bindung aus.

Wenn sich Kinder zu wenig beachtet fühlen, kann das auch Depressionen auslösen, denn gerade Kinder haben ein sehr feines Gespür und eine hohe Sensibilität für Stimmungen und Situationen.

Ununterbrochener Handykonsum der Eltern verstärkt bei den Kleinen den Eindruck *„das Handy ist wohl wichtiger als ich"*.

Diese Zusammenhänge haben auch zahlreiche Studien bereits untermauert.[28] Und trotzdem vernachlässigen gerade in dieser Phase immer mehr junge Eltern ihre Aufgaben und nutzen ihre Handys in Situationen, in denen sie mit ihren Kindern zusammen sind. Auf dem Spielplatz, in öffentlichen Verkehrsmitteln, am Essenstisch zu Hause – jeder kennt das Bild aus dem Alltagsleben – klebt der Blick von Mama oder Papa auf dem Handy. Das Kind wird ignoriert. Manche Kinder versuchen trotzdem verzweifelt, die Aufmerksamkeit auf sich zu lenken. Wenn es ihnen durch positives Verhalten nicht gelingt, bleibt meist nur der Ausweg, die Aufmerksamkeit der Eltern durch negatives Verhalten zu gewinnen. Dann hört man anschließend in der Regel genervtes Gemecker eines Elternteils, ohne dass sich die Person vielleicht mal selbst reflektiert, wie es zu einem solchen Verhalten überhaupt kommen konnte.

Erst kürzlich habe ich in Norwegen so eine Situation erlebt. Zwei Familien waren mit ihren kleinen Kindern am Fjord beim Picknicken. Die Kinder waren zwischen 2 und 3 Jahre alt und machten eigentlich den Eindruck, Interesse und Spaß an ihrer Umgebung zu haben. Nur eins fehlte: die Aufmerksamkeit der Eltern, die regelmäßig ihr Handy in die Hand nahmen und abwesend waren. Und so taten die Kleinen alles, um die Aufmerksamkeit ihrer Eltern zu gewinnen: mit Gebrüll, Protest und Widerstand. Kluge Lösungsmittel fanden die Eltern nicht. Sie drückten den Kindern Würstchen in die Hand und filmten sie beim Essen, natürlich mit dem Handy, was dazu führte, dass der Protest von Neuem losging. Am Ende wurde eins der Kinder in die Karre gesetzt und womit wohl? Mit dem Handy. Glückwunsch, da war es still und die Eltern hatten genau das erreicht, was sie wollten. Ruhe!

Aufmerksamkeit und Interesse an dem, was meine Kinder umtreibt, zeige ich noch heute auch im Teenageralter, ohne dass ich eine Propellermutter bin, die ihren Kindern keine Freiräume zur Selbstentfaltung bietet. Ich bin davon überzeugt, dass ich gerade deswegen ein gutes Verhältnis zu meinen Kindern habe, weil sie immer mit dem Gefühl groß geworden sind, wertvoll und wichtig zu sein. Aufgrund dieser guten Bindung stelle ich auch fest, dass meine Erziehungsmaßnahmen in der überwiegenden Mehrheit der Fälle angenommen werden. Wenn einmal Unverständnis vonseiten meiner Kinder herrscht, ziehen sie sich zurück, denken nach und kommen dann zu mir und zeigen Einsicht, dass ich es am Ende immer nur gut mit ihnen meine. Wir sprechen über unsere Meinungsverschiedenheiten, trauen uns auch zu, miteinander zu streiten, und versuchen später, eine Lösung zu finden, meistens klappt das auch.

Meinen eigenen Medienkonsum reduziere ich bewusst, um ihnen zu zeigen, dass man nicht in jeder Situation das Smartphone braucht. Häufig lasse ich es deswegen zu Hause – sogar an meinem Geburtstag – oder entferne es aus unserem Sichtfeld. Machen wir Ausflüge, bitte ich sie, das Handy nicht mitzunehmen. Kinder auf der Rückbank des Autos, die hypnotisiert nur auf ihr Handy starren, kenne ich somit nicht. Wenn, dann sind es höchstens mal Freunde meiner Kinder, die wir mitnehmen und die sich so verhalten.

Bereits als sie klein waren und wir mehr als zehn Stunden in den Skiurlaub nach Österreich gefahren sind, habe ich mich geweigert, sie über Laptops mit Videofilmen ruhigzustellen. Sie haben dadurch gelernt, sich in Geduld zu üben, aus dem Fenster zu schauen und ihren Gedanken nachzuhängen oder Musik und Hörspiele zu hören, die ihre Fantasie mit Sicherheit mehr beflügelt haben, als es ein Film jemals hätte leisten könnte. Argumente von Freunden, ohne Videos auf langen Autofahrten würde es nicht gehen, habe ich nicht akzeptiert. Wie haben denn Generationen vor unseren Kindern lange Reisestrecken überlebt?

Zurück zum Thema: Eltern sind wichtige Vorbilder. Auch aus Erzieherkreisen wird immer häufiger berichtet, dass Eltern am Smartphone hängen, wenn sie ihre Kinder aus der Kita abholen. Dabei vergessen sie sogar, ihr Kind zu begrüßen und mit ihm zu sprechen, obwohl das Kind ja geradezu voll ist von Erlebnissen, die es gern mitteilen möchte.

In Mecklenburg-Vorpommern veranlasste dieses wachsende Gegenwartsproblem die Politik 2016 dazu, zu handeln.

Auch andere Bundesländer zogen später nach, wie z. B. Berlin im Jahr 2018.

Die Senatsverwaltung für Bildung, Jugend und Familie startete in Zusammenarbeit mit der Fachstelle für Suchtprävention die öffentliche Plakat-Kampagne *„Heute schon mit Ihrem Kind gesprochen?“*.[29]

In Kitas, an vielen öffentlichen Plätzen, auf Litfaßsäulen und in Ämtern wurden die Plakate aufgehängt und sollten Eltern anregen, über ihr eigenes Medienverhalten im Alltag nachzudenken.

Denn, wie der Kindheitsforscher und Medienpädagoge Norbert Neuß in einem Zeitungsinterview warnt, saugen Kinder mit der Muttermilch auf, wie ihre eigenen Eltern mit Medien umgehen. Seien die Eltern ständig online, führe das dazu, dass auch ihre Kinder ständig online seien. Probleme in der Schule seien oft die Folge, weil die Kinder die Fähigkeit verlieren, sich länger als eine Viertelstunde auf eine Sache zu konzentrieren.[30]

Nun darf man die berechtigte Frage stellen: Ist den jungen Eltern ihr Fehlverhalten überhaupt bewusst? Wissen sie nicht, welche negativen Folgen ihr Medienkonsum für ihre Kinder hat oder ist ihnen das schlichtweg egal? Wissen sie nicht, dass die eigene ausgeprägte Handynutzung die Wahrscheinlichkeit deutlich erhöht, dass auch ihre Kinder das Handy aktiver auf eine riskant-negative Weise nutzen werden?

Ich denke, vielen jungen Eltern fehlt das Bewusstsein und an der einen oder anderen Stelle auch der Einblick in die aktuelle Faktenlage. Sie nehmen sich zu selten die Zeit, sich mit den negativen Folgen auseinanderzusetzen. Sicherlich aber nicht, weil ihnen die Gesundheit ihrer Kinder egal ist, sondern eher, weil die Macht der Gewohnheit ihren Alltag bestimmt, dass heutzutage das Handy einfach dazugehört. Deswegen hoffe ich auch, dass mein Buch einen kleinen Beitrag leisten wird, ihr Bewusstsein zu schärfen und sie zu einem anderen, besseren Verhalten zu motivieren. Schließlich lieben wir doch unsere Kinder. Sie sind unsere Schätze und wir sollten immer versuchen, das Beste aus ihnen herauszuholen, ihr volles Potenzial zu entfalten und sie zu schützen. Dort, wo sie Schutz brauchen.

13.

Kinder gehen auf die Straße und protestieren gegen den Handykonsum ihrer Eltern

Zu glauben, den Kindern sei es egal, ob ihre Eltern am Handy hängen und im Internet surfen oder nicht, ist ein fataler Trugschluss. Kinder spüren, ob Eltern nur physisch anwesend sind oder ob sie sich auch mental mit ihnen auseinandersetzen.

Umfragen und Studien belegen mittlerweile, dass sich viele Kinder wegen der starken Internetnutzung ihrer Eltern vernachlässigt und unwichtig fühlen. Sie um die Gunst ihrer Eltern regelrecht mit dem Smartphone konkurrieren.

In Norwegen beispielsweise gaben das 2013 bei einer Umfrage 11 Prozent der befragten Jungen und Mädchen an. Ihre Eltern würden mental „verschwinden", wenn sie das Smartphone oder andere Internetzugänge nutzen. In Schweden hat eine Umfrage des Meinungsforschungsinstituts YouGov sogar ergeben, dass sich jedes dritte Kind nicht mehr wahrgenommen fühlt und darunter leidet, wenn die Eltern lieber am Handy sind, als sich um sie zu kümmern.

Immerhin waren Eltern in den Umfragen in der Lage, ihr Verhalten selbstkritisch zu reflektieren. Zumindest hat ein Teil der befragten Eltern zugegeben, dass sie sich mehr mit ihren Handys als mit ihren Kindern beschäftigen und beispielsweise auf Spielplätzen und in Schwimmbädern ihre Kinder deswegen nicht ausreichend beaufsichtigt hatten.[31]

Offensichtlich muss erst eine Katastrophe passieren, damit Eltern ihr riskantes und in meinen Augen auch unnötiges Verhalten abstellen.

Das sind Zahlen von vor acht Jahren! Wie mag es heute in den skandinavischen Ländern aussehen, mit Sicherheit nicht besser.

Insofern hat sich mein persönlicher Eindruck im ersten Jahr hier in Norwegen tatsächlich bestätigt, dass die permanente Präsenz digitaler Geräte durchaus ein Problem ist.

Aus dieser Verzweiflung heraus organisierte ein sieben Jahre alter Junge 2018 in Hamburg erstmals eine Demonstration.

Hunderte Kinder zogen damals mit selbst gebastelten Plakaten durch die Innenstadt und skandierten lautstark *„Wir sind dran, Flugmodus an“*, oder: *„Wir sind hier, wir sind laut, weil ihr auf eure Handys schaut“*. Mit ihrem Protest wollten sie erreichen, dass ihre Eltern ihnen wieder mehr Aufmerksamkeit schenken. Ein eindringlicher Protest, der an diesen Tagen auch die Medien beschäftigte. In einem Fernsehinterview sagte ein kleines Mädchen *„Ich sehe immer Leute im Bus mit Handy und das nervt mich.“* Der 7-jährige Emil, der zur Demo aufgerufen hatte, erklärte: *„Ich wünsche mir, dass nach der Demo viele Leute darauf achten, dass sie nicht mehr so viel aufs Handy gucken.“*

Und tatsächlich gehören das Smartphone und das Internet neben dem Fernsehen laut dem Freizeitmonitor 2018 zu den liebsten Freizeitbeschäftigungen der Deutschen. Und das hat sich auch in den Folgejahren nicht geändert.

Der Freizeitmonitor aus dem Jahr 2018 enthüllt Trauriges. Hektischer Medienkonsum dominiert die Freizeit von Millionen Deutschen, echte soziale Kontakte verkümmern und die Menschen haben das Nichtstun fast verlernt. Der Studie zufolge nutzt jeder Zweite ab 14 Jahren in seiner Freizeit regelmäßig sein Mobiltelefon – allerdings meistens, ohne zu telefonieren. Das ist eine Zunahme von 76 Prozent seit 2013.

Internet und soziale Medien legten in dem Zeitraum um 50 Prozent zu. Dreiviertel der mehr als 2.000 Befragten halten sich in ihrer

Freizeit regelmäßig im Internet auf. 2013 war es nur die Hälfte. Das sind schon starke relevante Veränderungen. Mit sozialen Medien beschäftigt sich die Hälfte regelmäßig. Die Studie belegt, wie sich unser Leben verändert hat. Klar wird uns das oft aber erst im langfristigen Vergleich. Und hier geben die Daten der Studie meiner Meinung nach doch ziemlich alarmierende Veränderungen wieder. Ich konnte es kaum glauben, als ich las, dass laut der Studie weniger als ein Drittel der Befragten regelmäßig liest und das Buch damit zum Regalhüter geworden ist.

Während 2013 noch 31 Prozent mit ihren Kindern spielten, waren es 2018 nur noch 27 Prozent. Psychologen kritisieren diese Entwicklung, denn die Zahlen spiegeln eindeutig wider, dass wir uns mehr mit uns selbst beschäftigen – aus Angst, wir könnten online etwas Wichtiges verpassen, – und damit unserer Vorbildrolle nicht mehr gerecht werden. Wenn dann Kinder in dasselbe Schema fallen und ihren eigenen Konsum nicht mehr hinterfragen oder kontrollieren können, sollte uns Eltern doch eigentlich klar sein, wer schuld daran ist.

Auf der Strecke bleiben laut den Untersuchungen dafür immer häufiger echte soziale Kontakte, sie verkümmern regelrecht. Zum Beispiel Besuche bei Großeltern oder Treffen mit Freunden. Nach den Beobachtungen der Wissenschaftler*innen skypen Menschen oft miteinander und sagen, dass sie sich unbedingt mal wieder treffen müssen. Sie setzen es dann aber doch nicht um. Was nicht daran liegt, dass sie kein Interesse an ihren Freunden haben. Es liegt viel mehr daran, dass sie einfach zu viele andere Reize und Angebote im Netz davon abhalten und ihnen die Zeit rauben. Und so ist die Gepflogenheit, Freunde zu Hause zu treffen auch von 24 auf 17 Prozent gesunken.

Für Studienleiter Prof. Ulrich Reinhard ist das eine bedauernswerte Entwicklung, denn gerade echter sozialer Austausch ist ja, so Reinhard wörtlich, *„der Kitt für gesellschaftlichen Zusammenhalt"*. Wenn aber Menschen in ihrer Freizeit am liebsten vor ihrem Fernseher oder dem Smartphone sitzen, ist die Frage berechtigt, wie der gesellschaftliche Zusammenhalt dann überhaupt noch gepflegt werden kann.

Und einfach mal Nichtstun, Langeweile aushalten, auch das verlernen die Menschen offenbar immer mehr.[32]

Passivität bestimmt immer mehr unsere Freizeit. Auf dem Sofa chillen, auf dem Smartphone und Laptop rumdaddeln und zum Couchsurfer werden, das ist auch für unsere Kinder mittlerweile ein vertrautes Bild. Kein Wunder, dass auch sie diese Verhaltensweisen immer häufiger an den Tag legen und ihren Hintern einfach nicht mehr hochbekommen, um ihre Freizeit aktiv zu gestalten.

Ich kann diese Entwicklung aus eigenen Beobachtungen nur bestätigen. Standen bei meinem ältesten Sohn während der Grundschulzeit Anfang der 2000er-Jahre und auch in den ersten Jahren auf dem Gymnasium Freunde noch spontan vor der Tür, um etwas mit meinem Sohn in der Freizeit zu unternehmen, und benutzten tatsächlich noch die Türklingel, erlebe ich das bei meinem anderen Sohn, der etwa sechs Jahre jünger ist, kaum noch. Und wenn, dann wird nicht geklingelt, sondern über die sozialen Medien mitgeteilt *„Hei, ich stehe vor der Tür, kommst Du?"*. Hat mein Großer noch mit Freunden telefoniert – auch per Festnetz – um sich zu verabreden, läuft bei meinem Jüngsten nichts mehr ohne Instagram und WhatsApp.

War früher das gemeinsame Gespräch die wichtigste Kommunikationsart und *„miteinander über wichtige Dinge reden"* eine der Top-Freizeitaktivitäten, wird dies jetzt durch WhatsApp und Instagram ersetzt. Jede Schulklasse hat ihre eigene WhatsApp-Gruppe, jeder Fußballverein, jede Theatergruppe, jede Umweltorganisation. Partys, Shoppingtouren, „FridaysforFuture" Demos, Trainingstermine beim Handball, alles wird darüber organisiert. Man hat im Prinzip kaum eine Chance, sich dem zu entziehen, um nicht von wichtigen Infos ausgeschlossen zu sein. Jemanden anzurufen und gar persönlich vorbeizuschauen, um sich auszutauschen, diese Mühe macht sich kaum noch jemand. Das hat dazu geführt, dass bereits Grundschulkinder ihre Eltern anbetteln, ein Smartphone zu bekommen.

Nun könnte man sich als Eltern an dieser Stelle wieder resigniert zurücklehnen und sagen: *„Tja, das ist dann eben so, das ist der*

Lauf der Zeit". Könnte man, mache ich aber nicht. Bevor mein Jüngster etwa fünfmal Zugang zu Instagram braucht, um zu erfahren, ob seine Verabredung klappt, weil Fragen in den sozialen Medien ja nicht immer sofort beantwortet werden oder man nicht zeitgleich online ist, motiviere ich ihn immer wieder, Freunde direkt anzurufen und Verabredungen schnell und unkompliziert zu treffen oder einfach mal loszufahren und bei seinem Freund vor der Tür zu stehen. Und, oh Wunder, das funktioniert tatsächlich noch. Das Problem ist nur: Kaum einer macht es noch auf die traditionelle Weise.

Nachdenklich sollten uns auch diese Forschungsergebnisse stimmen: Schon ab sechs Jahren nutzt nach einer Studie des Digitalverbands Bitkom mehr als die Hälfte aller Kinder ein Smartphone. 54 Prozent der Sechs- und Siebenjährigen nutzen Handy oder Tablet zumindest gelegentlich. 40 Prozent von ihnen sind zudem bereits online. Hallo, wir sprechen hier von Grundschulkindern. Ab 12 Jahren sind es dann fast alle – und ab zehn Jahren besitzt die überwiegende Mehrheit, nämlich 75 Prozent, auch ein eigenes Smartphone. Vor fünf Jahren waren es nur 20 Prozent in dieser Altersgruppe. Bei den 12- und 13-Jährigen sind es sogar schon 95 Prozent, die ein eigenes Handy haben.[33]

Und wer hat es ihnen geschenkt und meint, dass auch Kinder in diesem Alter nicht auf die Geräte verzichten sollten? Natürlich wir.

Schade, denn aktuelle Umfragen haben auch ergeben, dass Heranwachsende durchaus die Schattenseiten der Online-Welt erkennen. In der Studie wird ein sechsjähriges Kind mit den Worten zitiert. *„Internet ist doof. Da sitzt Papa stundenlang drin und redet nicht mit uns."*

Kinder zwischen 4 und 13 Jahren lieben es laut der Untersuchungen überraschenderweise immer noch klassisch.

Filme schauen sie am liebsten im linearen Fernsehen. Auch das Radio schalten sie noch gern ein, um Musik zu hören. Die CD erfreut sich noch immer großer Beliebtheit. Egal, ob Musik, CD oder Hörspiel, der Rekorder ist ein unverzichtbares Teil in deutschen

Kinderzimmern. Ebenso wie gedruckte Bücher und Kinderzeitschriften, die die Kinder gern in die Hände nehmen und mehrmals pro Woche lesen. So sieht sie aus, die Lebensrealität und Medienwelt der rund 7,31 Millionen 4- bis 13-jährigen Kinder in Deutschland. Die Nutzung digitaler Medien wird dann erst mit zunehmendem Alter populärer.

Viele Kinder haben nachgewiesenermaßen ein Gespür dafür, dass reale Erlebnisse doch einen anderen Wert haben als virtuelle. So gaben 89 Prozent der Befragten an, dass ihre wichtigste Freizeitaktivität sei, mit Freunden zusammen zu sein. Für 81 Prozent ist es außerdem wichtig, Zeit im Freien zu verbringen.[34] Das ist die Einstellung und Meinung vieler Kinder und doch schafft es ein kleines Gerät mit seinem suchtauslösenden Faktor immer wieder, sie genau von diesen Vorlieben abzuhalten!

Und genau an dieser Stelle sind wieder wir gefragt, wir als Eltern! Und zwar dem entgegenzutreten, denn wenn das tatsächlich so ist, dann brauchen wir doch gar kein schlechtes Gewissen zu haben, wenn wir ihnen die Geräte mal wegnehmen und sie raus vor die Tür schicken.

Wieso kommen wir nicht selbst zu der Erkenntnis, dass wir unseren Erziehungsauftrag ernster nehmen müssen? Warum müssen erst Kinder auf der Straße demonstrieren und ihr Recht auf mehr Aufmerksamkeit einfordern? Wobei ich den Protest begrüße, und es bedaure, dass sich nicht – ähnlich wie bei den Klimaprotesten von „FridaysforFuture“ – größere und dauerhaftere Massenproteste daraus entwickelt haben. Dann wäre der Druck auf die Gesellschaft so groß gewesen, dass man sich zwangsläufig mit den Schattenseiten der Digitalisierung hätte auseinandersetzen müssen, um kind- und jugendgerechte Lösungen zu finden.

14.

Meinung bilden, Meinung machen: Der Einfluss der Influencer auf unsere Kinder

Sie heißen Bibi, LeFloid, Gronkh oder beispielsweise Rezo.

Sie sehen gut aus, sind beliebt und erfolgreich. Sie sprechen über Fashion, Fitness und Beauty, aber auch über gesellschaftsrelevante Themen oder über das Weltgeschehen. Diese sogenannten Influencer*innen nehmen im Leben unserer Kinder einen immer größeren Teil ein und damit auch auf ihre Meinungsbildung, womit wir Eltern uns auseinandersetzen sollten. Nicht alle von ihnen sind gut für unsere Kinder. Manche können Jugendlichen auch schaden.

Nach der aktuellen JIM-Studie ist YouTube die mit Abstand beliebteste Internetplattform für Jugendliche. 60 Prozent der 12- bis 19-Jährigen nutzen das Internetangebot mehrmals die Woche.[35]

Kein Wunder, dass dort die Influencer*innen und Idole unserer Kinder zu finden sind. Nach einer Bitkom-Umfrage sagt jeder Dritte zwischen 10 und 18 Jahren, dass sein Lieblingsstar ein YouTuber ist.

Doch warum ist das so, warum sind YouTuber*innen bei unseren Kindern so angesagt?

Stars waren schon immer Vorbilder, ob im Sport, in der Musik oder der Kunst. Ihre Poster hingen an den Wänden unserer Kinderzimmer. In der „Bravo" oder anderen Klatsch-Magazinen erfuhren wir, was bei ihnen so los ist und was sie umtreibt. Aber das war auch alles. Mit ganz viel Glück erlebten wir sie vielleicht einmal bei einem Konzert live. Generell bewunderten wir sie aber aus der Distanz. YouTuber*innen dagegen lassen ihre Fans gefühlt rund um die Uhr an ihrem Leben teilhaben. Sie geben ihnen Einblicke in ihr Privatleben und ihre Gefühlswelt, die wir früher in der Form von unseren Idolen so nicht bekommen haben. Sie gaukeln ihren Fans häufig ein optimales Leben mit einem optimalen Aussehen in einer optimalen Welt vor.

Deswegen sollten wir als Eltern gewarnt sein. Die EU-Initiative Klicksafe hat dazu aufgerufen, unter dem Hashtag #checkwemdufolgst kritisch zu hinterfragen, wieso der Einfluss von Influencer*innen vielleicht auch problematisch sein könnte.

Nach Ansicht von Nadine Eikenbusch, Referentin bei der Landesanstalt für Medien in Nordrhein-Westfalen für die EU-Initiative, sind YouTuber*innen für Jugendliche besonders nahbar. Wie beste Freunde, denen man vertraut und auf deren Rat und Meinung man sich bedingungslos verlässt. Sie fühlen sich mit ihnen nah verbunden und bewundern sie. Das kritische Denkvermögen werde allerdings heruntergeschraubt, kritisiert Eikenbusch.

Das empfinde ich als Mutter durchaus als Problem, denn vor allem in der Pubertät, einer Zeit, in der junge Heranwachsende zum ersten Mal ihre eigene Identität und Orientierung im Leben zu finden versuchen, haben es Influencer*innen natürlich leicht, ihre Follower*innen in eine bestimmte Richtung zu beeinflussen. Sie können sie im schlimmsten Fall sogar politisch manipulieren oder auch radikalisieren.

Unter den Jugendlichen gelten Influencer*innen oft als besonders glaubwürdig und vertrauensvoll, denn sie kommen meist aus der Mitte der Gesellschaft, sind unseren Kindern also näher als andere Menschen. Sie sind Meinungsmacher und üben besonderen Einfluss auf sie aus. Das hat natürlich auch die Industrie entdeckt und nutzt sie aufgrund ihrer hohen Reichweite gern im Online-Marketing, um junge Menschen und deren Kaufverhalten zu steuern. Das geht so weit, dass Influencer*innen als

Markenbotschafter sogar für ungesundes Junkfood werben. Dahinter steckt eiskaltes wirtschaftliches Kalkül, nichts anderes als Profitmaximierung – mit nachweislich großem Erfolg. Auch zur Freude der Influencer*innen selbst, die ordentlich mitverdienen, denn gerade zwischen 14 und 24 Jahren sind junge Menschen Studien zufolge besonders leicht zu beeinflussen. Je beliebter ihr Influencer ist, desto größer ist ihr Wunsch, genauso zu sein wie er oder sie. Dieselben Marken zu tragen und die von ihm oder ihr empfohlenen Produkte zu kaufen, unabhängig davon, ob man sie braucht oder nicht. So hoffen die jungen Menschen, dann auch akzeptierter in ihrer jeweiligen Peergroup zu sein, wenn sie ihrem Idol immer ähnlicher sind. Während mein ältester Sohn (19) sich noch von solchen Einflüssen unabhängig machen konnte, beobachte ich bei meinem Jüngsten (13) eine starke Anfälligkeit. Bevor er ein Produkt kauft, will er sich immer erst im Internet über die Produkte informieren. Trägt ein von ihm beliebter Snowboarder etwas Besonderes und platziert das Produkt beispielsweise in einem Snowboardvideo, dauert es nicht lange, bis mein Sohn behauptet, z. B. so eine Skibrille auch zwingend haben zu müssen wie sein Vorbild.

Gerade Kinder sind häufig nicht in der Lage, Werbung von anderen Inhalten zu unterscheiden. Umso leichter ist es für Marketingfachleute, ihre Werbebotschaften im Internet und auf Social-Media-Plattformen geschickt zu verbreiten.[36]

Ein Jugendbuch, das ich an dieser Stelle wärmstens empfehlen kann, setzt sich mit dem Leben einer Influencerin auseinander, die allerdings durch einen Schicksalsschlag ihre Lebensperspektive grundsätzlich ändert. Das Buch liefert Einblicke in ihr Innenleben und diesen Wandlungsprozess, den sie draußen in der Natur auf dem John Muir Trail erlebt. Das ist ein Fernwanderweg in der Sierra Nevada im US-Bundesstaat Kalifornien. Der Autorin Jessy Kirby ist es unglaublich gut gelungen, die Lebenswelt der heutigen Jugendlichen darzustellen und gleichzeitig den Wert des Lebens mit all seinen faszinierenden Facetten zu vermitteln, weil unser

Leben kostbar ist. „OFFLINE IST ES NASS, wenn's regnet", so lautet der Titel des Buches, der bereits andeutet, in welche Richtung es geht. Ihrer Protagonistin wird im Verlauf des Buches auf ihrer Wanderung durch spezielle zwischenmenschliche Erlebnisse klar, wie oberflächlich und narzisstisch ihr Dasein als Influencerin war, wie zeitraubend, und wie sehr sie dadurch menschliche Beziehungen vernachlässigt hat.

15.
Kinder verlieren Empathie

Wie sich die Nutzung digitaler Medien auf das Zusammenleben in einer Gesellschaft auswirkt, die sich – wie wir alle wissen – ja zunehmend individualisiert, habe ich leider im Laufe der Zeit immer wieder bei meinen eigenen Kindern erleben können und leider auch müssen. Bisher konnte ich dabei nicht feststellen, dass die soziale Gemeinschaft und die Empathiefähigkeit junger Menschen von den sozialen Medien profitiert und durch sie besser wird.

Im Gegenteil: Social Media führt eher zu seelischer und sozialer Verwahrlosung und produziert Probleme, die es in dieser Form und der Heftigkeit in früheren Generationen nicht gegeben hat.

Übelste Schimpfworte, Beleidigungen, Hitlerwitze, diskriminierende Äußerungen bis hin zu rassistischen Bemerkungen und Todeswünschen sowie Nazipropaganda und harte Pornos – all das kursiert in den sozialen Medien und damit in den Kinderzimmern unserer Heranwachsenden und wird dann über WhatsApp-Chats oder Instagram auch noch massenhaft geteilt. Die Aggressivität hat durch die digitale Informationstechnik nachweislich zugenommen.

„Der Hurensohn …", *„… die Schlampe soll sterben …"*, das sind Zitate, die Schüler*innen nicht selten in WhatsApp-Chats über ihre Lehrer*innen schreiben. In den vergangenen Jahren hat eine unvergleichliche Verrohung der Sprache stattgefunden.

Erst im Oktober 2019 erschütterte folgende Nachricht die Medien: Jugendliche hatten reale Videos auf WhatsApp geteilt, in denen junge Mädchen sexuell schwer missbraucht wurden. Anhand der Kommentare, LOL's und grinsenden Emojis, die mit den Filmen geschickt wurden, offenbarten die betreffenden Jugendlichen, dass sie sich dessen gar nicht bewusst waren, dass man solche Filme nicht wie Urlaubsfotos teilt. Auch später bei den Vernehmungen soll laut Sicherheitsbehörden deutlich geworden sein, dass den 21 Verdächtigen – der jüngste war gerade 14 Jahre alt – gar nicht klar war, dass sie eine strafbare Handlung begangen hatten.

Der Missbrauchsbeauftragte der Bundesregierung plädierte prompt dafür, „Medienkompetenz" an den Schulen als Pflichtfach einzuführen. Mein Reden schon seit Jahren. Nur leider versickern solche Ideen und Forderungen sofort wieder, sobald die Presse nicht mehr über solche Fälle berichtet. Was bleibt, sind dann leider nur Worte, aber keine Taten. Immerhin hatte die Wochenzeitung „Die Zeit" diesem Thema aus aktuellem Anlass in ihrer Novemberaussage 2019 gleich zwei Seiten gewidmet, mit dem Titel „Hoffentlich stirbt die".

Mobbing und Diffamierung über soziale Medien mussten leider auch meine Kinder erfahren. Mein großer Sohn war gerade mal zwölf Jahre alt und ein begeisterter Handballspieler, als er eines Abends ganz aufgeregt und verunsichert zu uns ins Wohnzimmer kam und uns eine verstörende Nachricht auf seinem Handy zeigte. Wortlaut: *„Du Arschloch, Sohn einer Hure, Handball spielen kannst Du auch nicht, geh sterben!*" Hier wollte ihn jemand bewusst schikanieren und einschüchtern, ihn in seiner Menschenwürde verletzen und ihm ein Gefühl der Unterlegenheit vermitteln.

Natürlich kam die Nachricht anonym. Die Nummer konnte mein Sohn niemandem seiner Kontakte zuordnen. Spontan wählte ich die Nummer und hatte jemanden dran, der behauptete, aus Bremen zu sein. Davon ausgehend, dass mein Gesprächspartner log, versicherte ich ihm, all meine Anstrengungen darauf zu konzentrieren, herauszufinden, wer hinter dieser üblen Nachricht steckt, und dafür zu sorgen, dass eine solche Beleidigung Konsequenzen hat. Es dauerte nur ein paar Tage, dann hatten wir den Absender aufgespürt. Unfassbarerweise war es ein Mannschaftskollege. Wir informierten den Verein mit der Bitte, das Geschehene aufzuklären. Was dann folgte, war ein weiteres Mal verstörend: Beim Täter und dessen Eltern gab es keinerlei Einsicht, etwas falsch gemacht zu haben, geschweige denn, sich entschuldigen zu müssen. Im Gegenteil, es wurde uns übel genommen und wir wurden heftig angepöbelt, dass wir den Zwischenfall überhaupt zum Thema gemacht hatten. Von Vereinsseite bekamen wir zu hören, man könne den Jungen vorerst nicht vom Training suspendieren, weil die Familie sich seit Jahren stark im Verein engagiere und ein wichtiger Bestandteil sei.

Mit dieser Reaktion war uns klar, dass es in diesem Verein für unseren Sohn keine Zukunft mehr gab, und so wechselte er in einen anderen Verein.

Bedauerlicherweise sind es meist die Opfer von Cybermobbing – egal, ob im Sport oder in der Schule –, die gehen und für sich versuchen, ein besseres Umfeld zu finden. Die Täter*innen bleiben meist ungestraft zurück und machen weiter.

Glücklicherweise hatte dieser Cybermobbingfall nicht auch noch einen größeren Adressatenkreis erfasst, was sonst häufig in solchen Fällen passiert. Die digitale Kommunikation in Form von verbaler Gewalt ermöglicht es Menschen, die andere durch geplante, kontinuierliche Aktionen diffamieren wollen, diese privaten Nachrichten dann auch noch auf größerer Ebene öffentlich zu machen und damit eine gewisse Dynamik auszulösen.

Das kann dann dazu führen, dass ein ganzer Schwarm von Internet-Mobbern auch noch über das Opfer herfällt und die negativen Effekte verstärkt. Häufig hat das dann auch negative Auswirkungen auf das Opfer in der nicht-digitalen Welt.

Noch einmal zusammengefasst: Die digitale Welt und ihre Form der Kommunikation verleitet viele Menschen heute dazu, andere durch negative Kommentare fertig zu machen.

Ein anderes Beispiel für mangelnde Empathiefähigkeit: Es kommt auch häufig vor, dass Gaffer bei Unfällen erst das Handy zücken, ihre Sensationslust befriedigen, die Opfer filmen, und dann die Bilder oder Videos schnell ins Netz stellen, anstatt zu helfen oder Hilfe zu holen. Häufig versperren Gaffer*innen Rettungskräften auch den Weg und sorgen dafür, dass wertvolle Zeit in der Notfallversorgung verloren geht. Wo sind hier Moral und Empathie geblieben? Weil dieses Phänomen in der Vergangenheit immer schlimmer geworden ist, musste schließlich der Gesetzgeber eingreifen und hat im November 2019 härtere Strafen für Gaffer beschlossen. Beim Filmen von Unfalltoten droht nun sogar eine Freiheitsstrafe von bis zu zwei Jahren.

Wie tief ist unsere Gesellschaft moralisch gesunken, dass solche gesetzlichen Maßnahmen überhaupt notwendig werden?

Warum hat sich unser Umgang miteinander so verändert?

Warum überschreiten wir so häufig die rote Linie?

Weil die digitale Kommunikation extrem effizient ist. Nachrichten können einfach und schnell in Umlauf gebracht werden.

Täter*innen können sie in großen Gruppen verbreiten, millionenfach teilen und ihrer Bedeutung damit einen noch größeren Stellenwert geben.

Gerade, wenn es sich um Cybermobbing handelt, ermöglicht die digitale Kommunikation, sich hinter falschen Identitäten zu verstecken. Für Opfer ist es dementsprechend schwer, herauszufinden, wer hinter den Attacken steckt. Cybermobbing ist ort- und zeitunabhängig, kann also immer erfolgen. Während man früher von Typen abgepasst wurde, z. B. auf dem Weg zum Training oder zur Schule, die einen physischer und verbaler Gewalt aussetzen wollten, kann uns Gewalt heute über das Handy zu jeder Zeit, an jedem Ort treffen. Das Gefühl von Bedrohung ist für das Opfer dann immer präsent, denn bei jedem Blick auf das Handy muss es mit entsprechenden Anfeindungen rechnen. Hinzu kommt, dass die Kommunikation per Handy wesentlich direkter, offener und auch hemmungsloser abläuft, denn die Hemmschwelle, jemanden über ein Gerät zu beleidigen, zu bedrohen, zu belästigen oder verbale Gewalt auszuüben, ist wesentlich niedriger. Und in den meisten Fällen steckt zudem das Ziel dahinter, Schwärme zu erzeugen.

Darauf – auf sogenannten intelligenten Schwärmen – basiert schließlich das Grundkonzept von Social Media. Schwarmmitgliedern ist es oft nicht einmal klar, dass sie nun Mittäter*innen beim Cybermobbing werden, weil sie einfach den Regeln der Schwarmorganisation folgen. Schlussendlich kann man festhalten: Weil die digitale Welt immer enger mit unserem beruflichen, schulischen und sozialen Leben verbunden ist, wirkt sich Cybermobbing auch sehr schnell auf unser soziales und berufliches Wohlbefinden aus, denn es findet selten nur im virtuellen Bereich statt. Oft wird es direkt in die reale Welt übertragen.

Auch der Vorsitzende des Deutschen Lehrerverbands Heinz-Peter Meidinger hat in einem Interview bestätigt, dass es in Deutschland wohl keine Schule gibt, in der verstörende Inhalte bei WhatsApp – sprich Mobbing – kein Thema sind. Oft würden aber schwere Fälle gar nicht bekannt, weil Schulleitungen kein großes Interesse daran hätten, sie öffentlich zu machen, sagt Meidinger.

Das verwundert mich nicht, denn Mobbingfälle beschädigen ja auch das Image der Schule, welcher Schulleiter will das schon.

Diese Erfahrungen habe ich auch im Umfeld meiner Kinder erlebt. Schwere Mobbingfälle in der Schule werden entweder gar nicht oder wenn, dann schnell mit den Betroffenen geklärt und abgehakt. Mein jüngster Sohn hat in Norwegen am eigenen Leib so einen Fall erlebt. Er wurde auch heftig gemobbt, warum, haben wir nie verstanden.

Wahrscheinlich, weil er in der Schule kein Smartphone mithatte und dementsprechend in den Pausen nicht mitzocken und an Ballerspielen teilnehmen konnte, was der Rest ununterbrochen gemacht hat.

Die Klassenlehrerin hat die Geschichte dann aber auch schnell abgearbeitet. Einzelgespräche geführt, aber erst auf massives Drängen von uns als Eltern. Unserem Vorschlag, Opfer und Täter zusammen mit den Eltern an einen Tisch zu bringen, um das Thema aufzuarbeiten, den hat sie leider nicht angenommen. Auch die Schulleitung hat den Fall nicht zum Anlass genommen, Mobbing generell in der gesamten Klasse zu thematisieren.

Auch das Thema Handynutzung in der Schule und unsere Anregung, in Erwägung zu ziehen, über ein Verbot nachzudenken, damit die Schülerinnen und Schüler sich in den Pausen wieder mehr miteinander beschäftigen, wurde nicht aufgegriffen. Ich habe der Schulleitung damals mitgeteilt, dass ich kein Verständnis dafür habe, dass offensichtlich ein Smartphone in die Schule mitgenommen werden muss, um sozial integriert zu werden. Ohne funktionierte es ja nicht. Dieses Defizit unter der Schülerschaft hätte man als Schule meiner Meinung nach ansprechen und diskutieren müssen.

Die Konsequenz: Am Ende hat unser Sohn die Schule verlassen, weil er das Gefühl hatte, dass die Situation nicht besser wird.

Laut Meidinger haben die Probleme in den Schulen insgesamt massiv zugenommen. Was er darauf zurückführt, dass immer mehr jüngere Kinder schon ein eigenes Smartphone haben. Es sei kein Witz, dass so etwas durchaus schon in der zweiten Klasse losgehen kann.

Allein schon, um unsere Kinder vor solchen Gefahren zu schützen, bleibt doch meiner Ansicht nach eigentlich keine Alternative, als unseren Kindern beizubringen, sich von diesen Geräten nicht abhängig zu machen, sie gerade auch in der Grundschulzeit noch nicht mit einem Smartphone in die Schule zu schicken. Meine Kinder hatten in dieser Phase alle kein Handy. Und das, obwohl es auch in ihrer Zeit schon Mitschüler*innen gab, die welche dabeihatten. Da sie aber über ein gesundes Selbstbewusstsein verfügten, konnten sie damit gut umgehen. Ihnen fehlte es an nichts. Wenn sie mir etwas Wichtiges mitteilen mussten, haben sie das Sekretariat der Schule aufgesucht und mich von dort aus angerufen.

Wer seine Kontakte mehrheitlich über soziale Medien pflegt und wem reale Beziehungen fehlen, der lernt eins mit Sicherheit nicht: Empathie! Das ist die Fähigkeit und Bereitschaft, die ein Mensch im Laufe seines Lebens lernt bzw. erlernen sollte. Nämlich Gedanken, Emotionen, Motive und Persönlichkeitsmerkmale anderer Menschen zu erkennen, sich in eine Situation oder in eine Person einzufühlen, aber auch die Perspektive des anderen einnehmen zu können, um seine Handlungen und Reaktionen besser verstehen zu können – auch Einfühlungsvermögen genannt.

Wer empathisch ist, kann aber auch auf Gefühle anderer Menschen angemessen reagieren, indem er beispielsweise Mitleid, Trauer und Schmerz zeigt oder in einer Situation aus Mitgefühl Hilfsbereitschaft leistet. Das setzt allerdings voraus, dass man in der Lage ist, sich selbst wahrzunehmen. Je offener ein Mensch für die eigenen Emotionen ist, desto eher und besser kann er auch die Gefühle anderer interpretieren.

Empathie muss also erlernt werden, von Kindesbeinen an – genauso wie Laufen, Sprechen, Rechnen oder Schreiben.

Und wie lernt man Empathie? Tagtäglich durch echte Sozialkontakte. Durch den Austausch mit anderen, mit verständnisvollen Erwachsenen und lieben, gleichaltrigen Freund*innen, mit Sicherheit nicht über ein technisches Gerät, das Gestik, Mimik und Tonlage – also die nonverbale Kommunikation -ausschließt. All das, was uns Menschen überhaupt erst in die Lage versetzt, Äußerungen und Reaktionen einordnen zu können. Sehe ich einen Menschen, mit dem ich spreche, unmittelbar, kann ich einschätzen: Meint er es ernst, ist er betroffen, traurig oder meint er etwas gar ironisch? In den sozialen Medien bleibt viel Raum für Interpretation und Missverständnisse. Insbesondere dann, wenn man – wie ich – nicht immer die richtigen oder sogar gar keine Emojis verwendet. Da kann es schnell passieren, dass der andere beleidigt reagiert. Soziale Medien versetzen einen auch nicht in die Lage, wirklich einordnen zu können, ob es der andere ehrlich meint. Dafür braucht man die direkte Auseinandersetzung Face-to-Face. In den sozialen Medien wird die Wirklichkeit zudem meist verzerrt dargestellt. Menschen wirken dauerglücklich, selbstbewusst und stets umgeben von spannenden Erlebnissen. Sie geben sich sexy und stellen sich optisch schöner dar, als sie eigentlich in der Realität aussehen. Sie erwecken gern den Eindruck, als lebten sie in einem positiven Dauerrausch. Selbst wenn sie in Wirklichkeit krank und depressiv sind, schaffen sie es, nach außen ein anderes Bild zu verkaufen, das dann zur Freude aller 100-fach „gelikt" wird. Was für ein Selbstbetrug!

Das erste wirklich abschreckende Erlebnis in Norwegen:

Als wir unser Auslandsjahr im August 2019 begannen, erhielten wir von der Klasse meines Sohnes, der zu dem Zeitpunkt 13 Jahre alt war und die Mittelstufe der deutsch-norwegischen Schule besuchte, eine Einladung zu einem Kennlern-Kaffeenachmittag. Eine – wie ich zunächst fand – grundsätzlich sehr nette Idee, wenn man gerade frisch in ein neues Land gezogen ist.

Wir suchten also die Familie auf, in deren Wohnung und Garten das Ganze stattfinden sollte. Zunächst sah es so aus, als ob es ein netter Nachmittag werden könnte. Selbstverständlich hatten meine Kinder ihre Smartphones nicht mitgenommen zu dem Event, denn schließlich ging es ja darum, andere Jugendliche aus der Klasse und deren Geschwister kennenzulernen. Was definitiv auch bedingt, dass man sich unterhält und miteinander austauscht.

Da hatte ich die Rechnung aber ohne die Norweger bzw. die in Norwegen bereits perfekt angepassten Deutschen gemacht. Obwohl ein Großteil der Eltern sogar über ein höheres Bildungsniveau verfügte, reichte das offensichtlich nicht aus, sich im Vorfeld Gedanken darüber zu machen, was passiert, wenn die Kinder ihre Smartphones dabeihaben. Und so kam es, wie es kommen musste. Schon nach kurzer Zeit hatten sich fast alle Kinder – meine natürlich nicht – ins Wohnzimmer zurückgezogen und glotzten dort stundenlang auf ihre Smartphones. Stimmen oder irgendeine Form von Lautstärke waren nicht mehr zu vernehmen. Als ich mir erlaubte, die Eltern auf die skurrile Situation hinzuweisen, lamentierten sie zwar rum, wie nervig das sei, eine Lösung hatten sie aber nicht, obwohl die ziemlich offensichtlich auf der Hand lag: Schließlich hätte man die Handys einkassieren können. Auch der Gastgeberin schien die Situation unangenehm zu sein und so schilderte sie mir völlig unverblümt, welche Probleme sie mit ihrem pubertierenden Sohn in Sachen Smartphone habe und wie hilflos sie sei. Er würde seine Eltern halt immer wieder überlisten, anlügen und doch länger online sein als erlaubt. Ein anderer Vater hatte nichts Geistreicheres hinzuzufügen, als die Bemerkung *„das sei halt der Lauf der Zeit“*. An der Stelle konnte ich es mir nicht mehr verkneifen, zu antworten, *„das ist nicht der Lauf der Zeit, das ist ganz klar Körperverletzung*". Die Kinnlade meines Gegenübers klappte nach unten und er machte mir recht unmissverständlich klar, dass ihm meine Bemerkung alles andere als gefiel. Ausgerechnet sein Sohn war aber – wie sich später herausstellte – eines der Problemkinder, die meinem Sohn das Leben schwer machen sollten.

Heute schon mit Ihrem Smartphone geredet?

Wenn ein technisches Gerät liebevoller und fürsorglicher behandelt wird als das menschliche Gegenüber, wenn es das Erste ist, was wir morgens nach dem Aufstehen berühren, wenn wir es nutzen wie die Schulter eines guten Freundes und am Abend kurz vor dem Schlafengehen ein letztes Mal streicheln, dann haben wir ein Problem.

16.
Kinder und Medienkompetenz: Sind nicht wir Eltern das Problem?

Als ich heute Morgen auf mein Ergometer gestiegen bin, um Sport zu machen, und das Morgenprogramm eingeschaltet habe – tatsächlich zur reinen Informationsgewinnung – wurde mein Interesse durch die Schlagzeile „Kinder und Medienkompetenz" geweckt. Doch schon nach wenigen Minuten war meine Hoffnung, auf neue Erkenntnisse zu stoßen, erloschen. Im Studio war die Medienexpertin Antje von Berg - Referentin bei der Landesanstalt für Medien in Nordrhein-Westfalen - im Gespräch mit der Moderatorin, die ihr Fragen von Zuschauern vorlas. Zum Beispiel diese: Soll ich den Fernseher und den Laptop aus dem Zimmer meines Grundschulkindes nehmen? Gibt es Apps oder Internetseiten, wo mir erklärt wird, wie ich den Medienkonsum meines Kindes kontrollieren kann?

Bevor die Fragen beantwortet werden, wird leider versäumt, den Begriff „Medienkompetenz" erst einmal überhaupt zu definieren. In der Moderation heißt es nur ganz banal, häufig seien Kinder medienkompetenter als ihre Eltern.

Ja, wenn das so ist, warum diskutieren wir dann überhaupt, wie man ihnen Medienkompetenz beibringt? Das ist doch ein Widerspruch in sich. Fakt ist, Kinder kennen sich oft im Umgang mit den Geräten und Inhalten besser aus als ihre Eltern. Sprich: Sie wissen, wie man die Geräte bedient und an Inhalte rankommt. Das heißt aber noch lange nicht, dass sie ihren Konsum eigenständig und kompetent kontrollieren können und dass sie bereits über die

Reife verfügen, den Umgang mit Inhalten vorbildlich managen zu können, und darum geht es doch im Kern.

Das Gespräch und die Infos, die der Zuschauer erhält, konzentrieren sich nur darauf, wie man auf das derzeitige Medienverhalten der Kinder reagieren kann. Es gibt den Hinweis, dass Eltern dazu Apps oder spezielle Internetseiten aufrufen können, wo sie entsprechende Ratschläge an die Hand bekommen. Was in dem Gespräch leider gar nicht auftaucht, ist die Auseinandersetzung mit Fakten, mit neuen Studienergebnissen, mit den negativen Folgen des Medienkonsums auf Bildung, Gesundheit und das soziale Miteinander und was man präventiv und proaktiv unternehmen kann, um den Medienkonsum der Kinder altersgerecht und verantwortungsbewusst zu steuern. Was hier klar wird: Wir reagieren nur, wir haben uns mit der Situation arrangiert und geben Handlungsanweisungen zum Abmildern der Folgen, ohne uns und unser mediales Dasein grundsätzlich zu hinterfragen. In der Medizin würde man sagen: Wir behandeln nur die Symptome, aber nicht die Ursachen. Das ist ja auch ein grundsätzliches Problem in der aktuellen Klimapolitik und wird dazu führen, dass die Probleme sich eher verschärfen werden.

Warum braucht ein Grundschulkind diese Geräte? Ein Kind, das über einen ausgeprägten Spieltrieb verfügt! Ein Kind, das Lust hat, Neues zu entdecken, Abenteuer zu erleben und draußen in der Natur zu sein.

Warum nicht konsequent dazu stehen, bis zum 13. Lebensjahr kein Smartphone und kein Laptop? Befürchten wir, dass unsere Kinder dann nicht überlebensfähig sind? Haben wir Angst davor, sie nicht mehr tracken zu können, wenn sie unterwegs sind? Sind wir vielleicht selbst zu bequem, weil die Abstinenz der Geräte unweigerlich bedeuten würde, dass wir uns wieder mehr um unsere Kinder kümmern müssen? Wer hat das eigentlich festgelegt, zu meinen, dass auch Grundschulkinder digital aufgerüstet werden müssen? Lässt sich die Politik nicht immer wieder instrumentalisieren von einer milliardenschweren Industrie, die ein großes Interesse hat, ihre digitalen Produkte weltweit zu vermarkten, und zwar so früh wie möglich? Schließlich werden hier ja lebenslange Kundenbindungen aufgebaut, die die expansive Wachstumspolitik der Branche weiter fördern und die Profite steigern.

Der Mensch ist und bleibt ein Herdentier, das sich Entwicklungen anpasst. Häufig leider auch, ohne sie zu hinterfragen. Der soziale Druck von außen hinterlässt bei vielen das Gefühl: Die Masse wird schon recht haben. Kaum einer versucht, sich dem Strom der Gleichförmigkeit und des Konformismus zu entziehen und individuell zu entscheiden, was seinem Kind guttut und was nicht. Wir vertrauen auf höhere Mächte. Schließlich, und das haben wir ja auch ein weiteres Mal heute früh in der Sendung gelernt, gibt es ja überall Ratgeber, die uns hilflosen Eltern Orientierung geben können. Doch wo bleibt das gesunde Bauchgefühl dabei? Leider auf der Strecke.

Wenn uns als Erwachsene der digitale Stress schon krank macht, zum Burn-out und zu wachsenden depressiven Stimmungen führt, ist die Wahrscheinlichkeit hoch, dass ein junges, reifendes Hirn, das tagtäglich neue Synapsen bildet und gerade in der Pubertät einem der größten Umbauprozesse unterworfen ist, durch eine Dauerbefeuerung Schaden nimmt. Hirnforscher Manfred Spitzer hat einmal sehr treffend gesagt, dass das Hirn bei der Reizüberflutung, die wir ihm zumuten, im Prinzip ständig in Alarmbereitschaft ist. Leuchtet ein, gar nicht so schwer nachzuvollziehen. Das wäre, als wenn wir unseren Körper ununterbrochen einem Dauermarathon aussetzen, der nie aufhört.

Was kaum bleibt, ist Raum für Ruhe, Zeit zum Nachdenken über eigene Ideen und deren Umsetzung.

Wir sollten aufhören, uns hilflos zu fühlen. Wir können ganz konkret und konsequent Einfluss nehmen auf die Medienerziehung unserer Kinder. Dafür müssen wir aber auch unseren eigenen Verstand einschalten und bereit sein, anstrengende Phasen zu durchlaufen.

Bei mir gibt es klare Regeln. Am Essenstisch hat ein Handy nichts zu suchen, auch nicht im Restaurant. Sonst brauchen wir uns einen Ausflug nicht zu gönnen und dafür Geld auszugeben, wenn am Ende jeder stumm am Tisch sitzt und auf sein Handy schaut. Wenn wir Fernsehen, bleiben die Handys aus. Am Abend vor dem Schlafengehen wird mindestens drei Stunden vor dem Einschlafen das Smartphone ausgeschaltet und verschwindet aus den Schlafzimmern an einen dafür festgelegten Ort. Auch bei Ausflügen lassen wir es in der Regel zu Hause, wenn es mitkommt, dann ausgeschaltet in der Jackentasche. Wir bemühen uns, viel draußen aktiv mit den Kindern zu unternehmen, zu reden, zu diskutieren, sie zu motivieren, ein interessantes Buch oder einen spannenden Zeitungsartikel zu lesen. All das klappt natürlich nicht immer zu 100 Prozent, aber der Wille ist da. Und wo ein Wille ist, ist auch ein Weg.

17.
Alarmierende Ergebnisse der neuesten PISA-Studie

Mittlerweile haben wir Dezember. Draußen funkelt ein Lichtermeer aus Weihnachtssternen und Lichterketten. In Norwegen ist bereits der Winter eingekehrt. Schon vor Wochen ist der erste Schnee gefallen, der uns sofort zum Skifahren auf den Holmenkollen gelockt hat. Jeden Tag erleben wir fantastische Sonnenauf- und -untergänge, die einem den Atem rauben und zeigen, wie schön unsere Welt doch sein kann.

Wir haben uns inzwischen gut eingelebt und beherrschen die norwegische Sprache schon so gut, dass wir kleine Gespräche führen können und in der Regel beim Lesen von Texten fast alles verstehen. „*Texte verstehen*" genau das ist das Stichwort, das im Zusammenhang mit der Überschrift dieses Kapitels steht.

Als Journalistin und Nachrichtenredakteurin verfolge ich selbstverständlich tagtäglich die Nachrichten. Das Radio ist mein täglicher Begleiter. Einer der heutigen Aufmacher lässt mich aufhorchen. So lauten die Schlagzeilen zum Beispiel:

PISA: Deutschland so schlecht wie lange nicht. Oder: *Deutsche Schüler fallen in PISA-Studie zurück.*

Wie die Ergebnisse konkret interpretiert werden, ist natürlich eine Frage der Perspektive, denn gleichzeitig heißt es auch. „*In diesem Jahr ist die gute Nachricht, die Bildung der Deutschen liegt über dem Durchschnitt. Die schlechte Nachricht, andere Länder sind viel, viel besser*", so die Einordnung an diesem Tag in der Nachrichtensendung „ZDF Heute".

Ein Leistungsniveau über dem Durchschnitt – reicht das für ein Land wie Deutschland? Für ein Land der Dichter und Denker?

Was leider nicht zu leugnen ist: Die Leistungskurve der jungen Menschen spiegelt seit der letzten Studie im Jahr 2015 einen klaren Abwärtstrend wider. Eine Klatsche für das deutsche Bildungssystem. Doch wie ist das einzuordnen? Viele Bildungsfachleute kommentieren schon kurz nach Erscheinen der Daten das Ergebnis mit den Worten: *„Das ist dramatisch"*.

Die Bildungsstudie der Organisation für wirtschaftliche Zusammenarbeit und Entwicklung (OECD) untersucht seit 20 Jahren alle drei Jahre in mehr als 70 Ländern, darunter sind auch ihre 36 Mitgliedsstaaten, die schulischen Leistungen von 15-Jährigen. Große Schwierigkeiten haben deutsche Schüler*innen demnach vor allem in Mathematik und den Naturwissenschaften. Hier sind sie im internationalen Vergleich ins Mittelfeld abgerutscht. Ein Schwerpunkt der Studie lag auch auf der Lesekompetenz. Und der Frage, wie schnell können die jungen Menschen Texte erfassen, verstehen, nutzen, bewerten und über sie reflektieren. Erstmals ging es dabei auch um die digitale Lesekompetenz. Also die Fähigkeit, Informationen durch das Navigieren auf Webseiten zu gewinnen, die Glaubwürdigkeit von Texten dort einschätzen und beurteilen zu können und auch widersprüchliche Infos mehrerer Quellen gegeneinander abzuwägen.

Ergebnis: Nur jeder zehnte Schüler in Deutschland ist in der Lage, im Internet Fakten von Meinungen zu unterscheiden. Das bedeutet laut Studie: Die Jugendlichen haben Probleme bei der digitalen Lesekompetenz. Abgesehen davon kursieren im Netz auch schwer zu identifizierende Fake News. Wenn Schüler*innen also schon an der Unterscheidung zwischen Fakten und Meinungen scheitern, wie sollen sie dann in der Lage sein, Fake News zu erkennen?

Wenn die digitale Lesekompetenz eingeschränkt ist, ist das natürlich ein nicht zu unterschätzendes Problem. In vielen Schulen stützt sich die Recherche ja meist auf „googeln" im Internet. Wie ich auch an der Bildungskarriere meiner eigenen Kinder bisher beobachten konnte, werden sie selten aufgefordert, Fakten in Fachbüchern zu recherchieren oder dafür gar eine Bibliothek aufzusuchen.

Das Problem: In der Regel setzt die Lehrerschaft eine gewisse Kompetenz voraus, ohne ihnen in einer Art Einführungskurs überhaupt gezeigt zu haben, wie man im Internet recherchiert, was seriöse Quellen sind etc. Bei meiner Tochter ging das schon in der siebten Klasse los. Da hatte sie einen Biolehrer, der sehr internetaffin war und die Klasse regelmäßig aufgefordert hat, Fachaspekte im Internet zu googeln. Das war zu einem Zeitpunkt, als viele dazu noch gar nicht in der Lage waren.

Seit Jahren rege ich mich innerlich darüber auf und fühle mich in meinem Bauchgefühl doch bestätigt, wenn ich im jüngsten Werk von Manfred Spitzer, einem der versiertesten Neurowissenschaftler und Psychiater Deutschlands, lese, Zitat: *„Suchmaschinen dienen ganz prinzipiell nur dann der Informationsbeschaffung, wenn der Suchende schon sehr viel weiß. Weiß er hingegen wenig oder nichts, sind sie strukturierten Lernmedien – wie Lehrbüchern – unterlegen."* Manfred Spitzer erklärt weiter: *„Wenn digitale Medien zur Informationsaufnahme eingesetzt werden, haben sie einen dämpfenden Effekt auf die Behaltensleistung, denn sie verführen zu Oberflächlichkeit".* Doch gerade die gedankliche Tiefe der Bearbeitung des Materials ist für das Behalten entscheidend.[37]

Insgesamt ist Deutschland bei der Lesekompetenz wieder auf das Niveau von 2009 zurückgefallen und belegt im internationalen Vergleich laut Studie nur Platz 20. Weit abgeschlagen hinter Spitzenreitern wie z. B. vier Megametropolen in China, Hongkong oder Finnland. Sogar die USA weisen bessere Ergebnisse auf. Der stellvertretende OECD-Generalsekretär Ludger Schuknecht begründet den jüngsten Rückgang der Durchschnittsleistungen in Deutschland damit, dass er teilweise auf eine veränderte Zusammensetzung der Schülerschaft zurückgeführt werden könnte. Doch der demografische Wandel und der Anteil der Zuwanderung würden nur einen begrenzten Anteil des Wandels erklären. Was die Studie erneut aufzeigt, ist keine neue Erkenntnis, doch bestätigt ein weiteres Mal, dass der Bildungserfolg junger Menschen – beispielsweise die Lesefähigkeit – stark vom Bildungshintergrund der eigenen Eltern und der sozialen Herkunft abhängt. Das bedeutet: Kinder von Akademikern schneiden in der Regel besser ab. Die Schere zwischen den Leistungen von Jugendlichen aus begünstigten und benachteiligten Verhältnissen hat sich zwischen 2009 und 2018 um 9 Prozentpunkte vergrößert.

Ludger Schuknecht macht sich berechtigte Sorgen und warnt: „*Menschen mit niedrigen Basiskompetenzen laufen heute mehr denn je Gefahr, ausgegrenzt zu werden*". Deswegen fordert er die Schulen dringend auf, niemanden zurückzulassen, sondern allen Schüler*innen die Kompetenzen zu vermitteln, die sie brauchen, um in der Informationsgesellschaft des 21. Jahrhunderts zu bestehen.

Zurück zur Lesekompetenz. Hier heißt es, 20 Prozent der 15-Jährigen können nicht einmal auf Grundschulniveau lesen, sind kaum in der Lage, den Sinn von Texten zu erfassen und zu reflektieren.[38]

Bildungsforscher Olaf Köller erklärte dem Portal „Zeit Online" nach der Veröffentlichung der Studie, er sehe Anlass für Alarm, denn die sogenannte Risikogruppe der 15-Jährigen, die nicht richtig lesen, schreiben und rechnen können, sei mit 21 Prozent wieder fast so groß wie beim PISA-Schock vor zwei Jahrzehnten. In nicht gymnasialen Schulen liege ihr Anteil teilweise bei bis zu 30, 40 oder sogar 50 Prozent. Das sind Zahlen, die mich zutiefst schockieren. Spätestens an dieser Stelle sollten Sie als der Leser jetzt einmal tief durchatmen und sich fragen, wie es dazu kommen konnte.

Die Schulen beklagen laut Studie einen Mangel an Geld und Lehrer*innen. Das mögen berechtigte Ursachen sein, dennoch bin ich davon überzeugt, dass auch die digitalen Medien mit ihren suchtauslösenden Eigenschaften eine entscheidende Rolle beim Leistungsabfall spielen, und die Tatsache, dass Bücher häufig in den Regalen der Kinderzimmer ungenutzt verstauben, wenn sie da überhaupt noch zu finden sind.

Meine eigenen Kinder besuchen bzw. haben ein Gymnasium besucht. Wenn ich die Schullaufbahn meines ältesten Sohnes (19 Jahre und Abiturient) und die meines Jüngsten (13) vergleiche, musste ich über die Jahre doch leider feststellen, dass das Leistungsniveau auch auf dem Gymnasium immer weiter sinkt. Rechtschreibung, Zeichensetzung, die Fähigkeit, sich auf lange komplexe Texte zu konzentrieren, sie durchzulesen und längere schriftliche Arbeiten dazu zu verfassen, all diese Grundlagen sind in dem Jahrgang meines Jüngsten nicht so ausgebildet wie bei meinem Ältesten damals im gleichen Alter. Lehrermangel, Stundenausfall, weniger Hausaufgaben, aber natürlich auch die zunehmende Präsenz digitaler Medien sind nur einige der Ursachen. Aber auch die immer heterogenere Schülerschaft, mit der die Lehrer*innen zurechtkommen müssen, ist ein weiterer Grund dafür, dass selbst Schüler*innen, die die kognitiven Fähigkeiten besitzen, nicht auf das Leistungsniveau kommen, das früher üblich war. Häufig bleiben die etwas intelligenteren Schüler*innen auf der Strecke, weil sie nicht gefordert werden. Erst kürzlich erzählte mir ein Mathelehrer, dass viele der neuen Fünftklässler, die auf das Gymnasium kommen, nicht einmal mehr wissen, was ein Zentimeter ist. Konfrontiert man diese Kinder mit Begriffen wie Prädikat und Substantiv in Deutsch, blickt man immer häufiger in fragende Gesichter – berichtet eine Deutschlehrerin. Viele Grundschulen legen nicht mehr die Grundlagen, die für einen problemlosen Übergang zum Gymnasium notwendig sind, weil sie sich während der Grundschulzeit in der Mehrheit der Fälle mit sozialen Problemen und Verhaltensauffälligkeiten beschäftigen müssen, die ihnen viel Lern- und Lehrzeit rauben.

Die Leidtragenden sind nicht nur die Kinder und Jugendlichen, die sich schwertun, auf den weiterführenden Schulen mit den gestiegenen Anforderungen zurechtzukommen und zu erkennen, dass auf einem Gymnasium vor allem auch Selbstständigkeit und Eigenmotivation eine Rolle beim Erwerb neuen Wissens spielen. Auch die Lehrer*innen müssen tagtäglich einen riesigen Spagat leisten, der viele langfristig frustriert und demotiviert, und zwar zwischen Kindern, die die Intelligenz und kognitiven Fähigkeiten für das Gymnasium mitbringen, aber unterfordert sind, und denen, die auf einer anderen Schulform besser aufgehoben wären und dort auch bessere, motivierende Leistungen erzielen könnten. Mir haben Lehrende erzählt, dass sie aufgrund der Heterogenität der Schülerschaft oft gar nicht in der Lage sind, den vorgegebenen Schulstoff zu schaffen.

In einer Gesellschaft, in der allerdings jeder nach dem Abitur strebt und es ja auch kein Geheimnis ist, dass politische Ziele dahinterstecken, kann man sich jedoch sowohl als Mutter als auch als Lehrkraft sehr unbeliebt machen, wenn man die Wahrheit anspricht. Nie zuvor gingen so viele Schüler*innen aufs Gymnasium. Nie zuvor schafften so viele das Abitur, nie zuvor schrieben sie so gute Noten. Es ist ein Abschluss der Massen geworden, fast schon inflationär. Was aber auch daran liegt, dass sogar viele Lehrberufe mittlerweile ein Abitur verlangen. Legten 1992 rund 31 Prozent das Abitur ab, waren es 2006 schon 43 Prozent, 2015 sogar 53 Prozent.[39]

Man braucht nicht viel Fantasie, um zu erkennen, wohin wir steuern, wenn das Leistungsniveau insgesamt an den Schulen sinkt und gleichzeitig digitale Medien verhindern, dass zunächst einmal Grundkompetenzen wie Schreiben und Rechnen ausreichend gelernt werden.

Diese Erfahrungen hat auch eine der bekanntesten deutschen Kinderbuchautorinnen gemacht, Kirsten Boie. Seit vielen Jahren engagiert sich die Schriftstellerin für Leseförderung. Sie besucht Grundschulen, in denen sie Bücher vorliest. Dabei hat sie beobachtet, dass Kinder, die in Stadtteilen mit höheren Einkommen leben und deren Eltern einen hohen Bildungshintergrund haben, selbst gern lesen und den Erzählungen der Schriftstellerin mit Begeisterung folgen. Bei Kindern in Schulen in sozialen Brennpunkten, wo viele Eltern von Hartz IV leben, Migrationshintergrund haben und kaum gebildet sind, erlebt sie genau das Gegenteil. Hier sitze sie vor Schülerinnen und Schülern, die nur aus Höflichkeit zuhören würden. Die zwanzig Minuten tapfer durchhielten, dann weggehen und ihre Geschichten schnell vergessen würden. Laut Boie entstehen in den Köpfen dieser Kinder keine Bilder, sie empfinden keine Spannung. Ihr erstes Buch haben nicht wenige laut Boie erst in der

Schule kennengelernt, wenn nicht vorher zufällig eines im „Happy Meal" einer Hamburgerkette zu finden war.[40]

Das klingt zwar hart, ist aber leider Teil unserer Realität, denn nach der „Iglu Studie 2016", einer internationalen Grundschulstudie, können 19 Prozent aller Zehnjährigen in Deutschland nicht richtig lesen. Sie sind mehr damit beschäftigt, den technischen Lesevorgang, also die reine Entschlüsselung eines Textes, hinzubekommen. Sie erkennen Buchstaben und wie sie zusammenhängen. Sie fügen zwar Wörter zusammen, welchen Sinn die Wörter und die Sätze, die sich daraus ergeben, welchen Inhalt die Sätze also haben, das verstehen sie nicht. In der Fachsprache sagt man, sie können nicht „sinnentnehmend" lesen. Diese Kinder sind sogenannte funktionale Analphabeten, die diese Inkompetenz auch mit in ihr Erwachsenenleben nehmen. Mit allen Nachteilen, die sich daraus auch für ihr Berufsleben ergeben. Volkswirtschaftlich bedeutet das, dass die Folgekosten höher sein werden, weil diese Menschen auf staatliche Unterstützung angewiesen sein werden, als die Kosten, die eine entsprechende Leseförderung in frühen Lernjahren kosten würde.

18.

Auch in Norwegen ist nicht alles Gold, was glänzt

Auch in unserer neuen Heimat sieht es nicht viel besser aus. Über viele Jahre hat sich im Ausland die Vorstellung verfestigt, das skandinavische Bildungssystem sei besonders gut und sollte ein Vorbild für andere Länder sein. Das mag vor vielen Jahren vielleicht noch der Fall gewesen sein, doch derzeit schlägt sich das Bildungssystem mit den gleichen Problemen rum wie andere Länder auch.

Norwegen, ein Land, das auf Gleichberechtigung und faire Chancen für jeden setzt, findet sich in der PISA-Studie auch nur im Mittelfeld wieder. Es liegt genau einen Platz vor Deutschland. Im Vergleich zu 2015 sind auch im Land der Wikinger die Leistungen in den Kompetenzfeldern Lesen und Wissenschaft gesunken.[41]

In den Bereichen Lesen und Mathematik liegen sie über dem OECD-Durchschnitt, bei den Naturwissenschaften entsprechen die Leistungen lediglich dem OECD-Durchschnitt.

Das beunruhigt auch die norwegische Regierung, denn insgesamt befindet sich jeder fünfte norwegische Schüler laut der aktuellen PISA-Studie in der Kategorie „niedrigstes Niveau". Was bedeutet, die Leistungen im Bereich Lesen und Naturwissenschaften sind seit 2015 bei deutlich mehr norwegischen Schüler*innen unter den Durchschnitt gefallen.

Der norwegische Minister für Wissen und Integration, Jan Tore Sanner, kommentiert die Ergebnisse mit den Worten "*... ich würde gerne sehen, dass die PISA-Ergebnisse positiver sind, und bin besonders besorgt über die Schüler, die auf den niedrigsten Niveaus abschneiden.*"

Erste Maßnahmen wurden laut Sanner bereits initiiert, um alle Schüler*innen früher zu fördern und ihre Kenntnisse und Fähigkeiten zu verbessern.

Ein weiteres interessantes Ergebnis: In allen Fächern schnitten norwegische Mädchen besser ab als die Jungen.

Probleme haben die Jungs vor allem beim Lesen. Hier sind die geschlechtsspezifischen Unterschiede am größten und nehmen während des gesamten Bildungszyklus zu. Demnach landen 26 Prozent der Jungen beim Lesen auf dem niedrigsten Niveau, bei den Mädchen sind es nur 12 Prozent. Einfache Texte können sie zwar lesen und verstehen, werden die Texte jedoch länger und komplexer oder umfassen Inhalte, die noch nicht bekannt sind, bekommen sie große Probleme. *„Es ist ernst, dass jeder vierte Junge so schwer mit dem Lesen zu kämpfen hat, dass er unter dem liegt, was die OECD als kritische Grenze für die Teilnahme an Weiterbildung und Arbeit nennt*", sagt Sanner.

Was die Studie auch aufgedeckt hat: Bei einer PISA-Umfrage unter norwegischen Schüler*innen gaben mehr als die Hälfte – 51 Prozent – an, in ihrer Freizeit nicht zu einem Buch zu greifen und zu lesen. 2009 waren es nur 40 Prozent.

Dafür – und das deckt sich mit meinen bisherigen persönlichen Beobachtungen und entpuppt sich deshalb auch nicht als Überraschung – hat die Zeit zugenommen, die sie vor dem Bildschirm verbringen und lesen. Doch was verbirgt sich bei solch einer Aussage hinter dem Begriff „Lesen" überhaupt?

Die Lesegewohnheiten haben sich in der lernenden Generation stark verändert, was natürlich nicht nur ein rein norwegisches Problem ist. Aber und das ist bemerkenswert, mehr norwegische Schüler*innen als der OECD-Durchschnitt haben bei der Untersuchung geantwortet, dass sie nur lesen, wenn sie es brauchen, also wenn es von der Schule verlangt wird. Das ist allerdings selten der Fall.

Es ist zum Weinen, noch nie hatte es das Buch in der Geschichte der Menschheit so schwer wie heute. Es wird regelrecht verdrängt durch das Smartphone. Die unfassbar große Fülle an Medienangeboten konkurriert mit dem Buch um ein knappes Zeitbudget der Kinder.

Dabei ist unstrittig, wie wichtig Lesen für uns ist und wie gut es uns tut. Unter dem Hashtag: #DIEANTWORTISTLESEN findet man spannende wissenschaftliche Fakten zum Thema Lesen. Zum Beispiel: 6 Minuten Lesen am Tag reduziert das Stresslevel um bis zu 68 Prozent. Lesen macht auch nachweislich intelligenter, empathischer, eloquenter und erhöht das faktenbasierte Wissen um bis zu 50 Prozent.

Es regt unsere Fantasie an. Außerdem erhöht Lesen die Konzentrationsfähigkeit um bis zu 47 Prozent. Und: 30 Minuten Lesen am Tag macht es bis zu 27 Prozent einfacher, ein Gespräch mit fremden Menschen zu beginnen. Lesen fördert auch die Serotoninproduktion im Körper und macht glücklich, wenn man in spannende Geschichten eintaucht, in fremde Welten entführt wird, ohne das eigene Zuhause verlassen zu müssen.

Überrascht?

Wir sollten uns immer wieder bewusst machen, digitale Medien sollten immer nur eine ergänzende Rolle spielen. Sie können die klassischen Lehrmittel nicht ersetzen, ohne dass wichtige Grundkompetenzen verloren gehen. Diese Meinung vertreten auch viele Fachleute. Es ist immer auch eine Frage des Alters und der Hirnreife der Heranwachsenden, wie viel Mediennutzung erlaubt werden sollte. Wer hier an dieser Stelle eine gegenteilige Meinung vertritt und der Ansicht ist, dass unsere Kinder digital abgehängt werden, der schürt unnötige Ängste und ist nicht bereit, sich mit den Risiken und Nebenwirkungen der digitalen Welt zu beschäftigen. Ebenso wenig wie mit der Frage, warum Lesen – und hier spreche ich nicht von Tweets, Wikipedia, WhatsApp-Nachrichten und Instagram – so wichtig ist und was unsere Kinder verlieren, wenn sie nicht mehr narrative Texte lesen.

Sie verlieren die Fähigkeit und Bereitschaft, komplexe Zusammenhänge zu verstehen, sich mit den Gefühlen und Gedanken der

Protagonisten – sozusagen ihrer Innenwelt – auseinanderzusetzen. In Büchern lernen Kinder, das Verhalten der handelnden Personen besser zu verstehen, sich in sie hineinzuversetzen. Das erhöht nachweislich auch ihre Empathiefähigkeit. Filme können das in der Form nur bedingt leisten, denn hier muss ich mir die Gedanken und Gefühle der handelnden Personen aus dem, was sie tun, Mimik und Gestik selbst erschließen.

Bücher und ihre Geschichten, die Erfahrungen, die wir aus ihnen mitnehmen, versetzen uns auch in die Lage, eigene Entscheidungen leichter treffen zu können. Sie geben uns Hilfestellung, richtige Lösungen zu finden, aber auch die Risiken nicht außer Acht zu lassen.

In Norwegen – und das empfinde ich vor dem Hintergrund neuer Studienerkenntnisse hier im Land als paradox – schrecken die Schulen nicht davor zurück, Bücher in digitaler Form auf dem Computer zu lesen. So ist es meinem 13-jährigen Sohn ergangen, mit dem ich ohnehin täglich kämpfe in Sachen Mediennutzung und „*... kann ich mal kurz*".

Den Klassiker von Marc Twain „*Die Abenteuer des Huckleberry Finn*" hat die Klasse als E-Books gelesen. Leider noch nicht mal komplett das ganze Buch, sondern nur Auszüge aus einigen Kapiteln! Dafür habe ich nur wenig Verständnis. Um eine Handlung, die Botschaft des Buches, die Veränderungen, die die handelnden Personen durchlaufen, begreifen zu können, liest man ein Buch doch ganz durch.

Den Schüler*innen entgeht außerdem das haptische Erlebnis, ein Buch in der Hand zu haben, kleine Notizen an die Ränder zu schreiben, wichtige Dinge unterstreichen oder zurückblättern zu können und sich den Inhalt so besser einzuprägen und damit schlussendlich auch effektiver zu lernen. Dass man mit gedruckten Büchern besser lernt, ist in einer amerikanischen Studie der Universität of Maryland mit Studenten*innen belegt worden.

Eine Studentengruppe musste einen Text in abgedruckter Form lesen, die andere Gruppe einen in digitaler Form.

Zwar hatten die digitalen Leser den Text schneller durch. Doch Detail- und Verständnisfragen konnten die Leser des gedruckten Textes deutlich besser beantworten, weil sie ihn besser verstanden und ihn sich besser eingeprägt hatten.

Woran lag das? Warum lernen junge Menschen trotz zunehmender Digitalisierung mit einem gedruckten Buch effektiver?

Der Grund: Die digitalen Leser*innen mussten scrollen, um im Text voranzukommen. Und genau dieses Scrollen – so die Erkenntnis der Forscher*innen – verhindert offenbar, dass sich das Gehirn kontinuierlich mit dem Gelesenen beschäftigt. Das Scrollen führt zu einer Unterbrechung des Informationsflusses zwischen Auge und Gehirn. Das Gehirn muss ständig neu ansetzen und kann das gerade Gelesene nicht fest verankern.

Die Forscher*innen leiteten daraus die Empfehlung ab, dass gerade im Lehr- und Schulbetrieb der Einsatz von digitalen Lernmethoden immer kritisch abgewogen werden sollte. Die Annahme, mit digitalen Medien lerne man grundsätzlich schneller und besser, sei nicht richtig. Zum Lernen sollten immer verschiedene Lernmittel eingesetzt werden. Wenn man allerdings Texte in digitaler Form durcharbeitet, sollte man sich bemühen, bewusst langsam zu lesen, damit man den Text besser versteht.[42]

Dass elektronische Lehrbücher den Lernerfolg im Vergleich zu gedruckten Büchern eher senken, das ist offensichtlich auch vielen Studierenden im Silicon Valley, dem Herzstück der Digitalisierung, bewusst. Bei einer Umfrage gaben 85 Prozent an, dass sie lieber in gedruckten Büchern lesen und lernen, weil sie sich die Inhalte besser einprägen können.[43]

An dieser Stelle möchte ich erwähnen, dass wir vor dem Hintergrund dieser untersuchten Aspekte vielleicht froh sein können, dass Deutschland hinsichtlich der Digitalisierung an den Schulen oft als rückständig und eher als Entwicklungsland eingestuft wird. Zum Glück!

Auch in Finnland, dem oft und gern angeführten Musterbeispiel, haben sich Forscher*innen an der Uni Helsinki mit den Grenzen des digitalen Unterrichts beschäftigt. Digitale Medien führen ihren Untersuchungen zufolge nicht zwangsläufig zu besseren Lernergebnissen. Sie bergen auch Risiken und machen vor allem schwächere Schüler*innen nicht unbedingt schlauer, denn die lassen sich bei digitalen Projektarbeiten leichter ablenken, werden zum „Daddeln" verführt und sacken in ihren Leistungen eher ab. Im Gegensatz zu den besseren Schüler*innen, die diszipliniert und lernorientiert ihre Computer nutzen und entsprechend davon profitieren.

Das deckt sich dann auch mit einer Studie der OECD aus dem Jahr 2015, die schon damals festgestellt hat, dass die Lernleistungen durch digitale Medien nicht besser werden.

Weil Computer aber mittlerweile in vielen Ländern ein bedeutender Bestandteil des Schulalltags sind, müssten die Lehrkräfte laut der Studie ausreichend Zeit und Ressourcen bekommen, um die Einsatzmöglichkeiten entsprechend zu entwickeln.[44]

Effizientes, erfolgreiches Lernen mithilfe von Büchern ist das eine. Ein Buch zu lesen, ist aber auch ein besonderes Erlebnis, in ein Buch zu versinken – aus Lust und Muße –, in eine Geschichte einzutauchen und fast Teil von ihr zu werden, alles um sich herum zu vergessen und am Ende, wenn das Buch gelesen ist, fast ein bisschen traurig zu sein: Das sind Erfahrungen, die offenbar kaum noch gemacht werden. Wie schade. Wenn die Jungs, die kaum noch lesen, wüssten, was sie verpassen.

Die schlechten Ergebnisse hier in Norwegen haben nun offensichtlich auch die norwegische Regierung alarmiert. So mahnt der Minister für Wissen und Integration, Sanner, wie wichtig es sei, mehr darüber zu erfahren, wie sich die zunehmende Digitalisierung auf die Lesefähigkeit, das Leseverständnis, die Alphabetisierung, aber auch auf die Leseausdauer der Schüler*innen auswirkt. Erste Forschungsprojekte dazu laufen bereits, beispielsweise am Lesezentrum der Universität in Stavanger. Dort untersuchen Fachleute das Leseverständnis von Schülern der 5. Klasse auf Bildschirm und Papier.

Norwegen hat 2020 außerdem neue Lehrpläne eingeführt. Sie zielen darauf ab, den Schüler*innen beim Lernen der wichtigsten Dinge in den verschiedenen Fächern mehr Zeit zu geben. Am Ende sollen sie gute Lesefähigkeiten entwickeln – sowohl auf Papier als auch auf dem Bildschirm. Welche Lesestrategien wende ich im Web an und welche auf dem Papier? Das soll ihnen beigebracht werden, ebenso, wie beim Lesen auch seine Ausdauer zu verbessern. Auf parlamentarischer Ebene ist dazu ein Konzept mit über 60 Maßnahmen erarbeitet worden, dass der Regierung vorgelegt wurde. Ein Punkt unter vielen. Sonderpädagogen*innen sollen sich intensiver und mit mehr Schüler*innen beschäftigen, damit sie ihre Defizite abbauen und mehr lernen können. Schulen haben sicherzustellen, dass Schüler*innen der Klassen 1 bis 4, die großen Probleme mit dem Lesen, Schreiben und Rechnen haben, eine solch intensive Unterstützung erhalten.

Nun ist die norwegische Bildungspolitik aber auch ein Stück weit selbst mit Schuld an der Misere.

Gestern hatte ich ein Gespräch mit meinem norwegischen Nachbarn, der Lehrer in der Oberstufe hier in Norwegen ist. Sämtliche Schulen hier im Land sind digital aufgerüstet. Es ist üblich, dass jeder Schüler ein Notebook, häufig das Chromebook von Google, von der Schule zur Verfügung gestellt bekommt, mit dem er im Unterricht und zu Hause arbeitet. Die Regierung subventioniert diese technischen Anschaffungen. Für Bücher stellt sie dagegen kein Geld zur Verfügung. Die müssen Schüler*innen in der Regel selbst bezahlen. An dieser Stelle erzählte mir der Lehrer, dass er die Entwicklung sehr bedauerlich findet, weil er ein tolles Geografielehrbuch hat. Das sei allerdings schon zehn Jahre alt. Gern würde er eine neue Version bestellen, doch die Schule bezahle das nicht und so bleibe ihm nur die Alternative, im Internet Fachtexte runterzuladen.

Norwegen hat sich bereits 2006 dafür entschieden, digitale Kompetenzen zu einer der fünf Grundkompetenzen der Bildung zu ernennen. Ab der siebten Klasse arbeiten Schüler*innen nicht nur täglich im Unterricht mit Notebooks, sondern schreiben auch ihre Klausuren auf ihnen. Auch wenn das Land damit ein Innovationsvorreiter war im Vergleich zu anderen Ländern, hat dieser technische Fortschritt aber nicht nur Gutes bewirkt, wie im vorangegangenen Abschnitt bereits erklärt. Gelitten hat vor allem eine der wichtigsten Grundkompetenzen: das Lesen.

Also auch in Skandinavien läuft nicht mehr alles reibungslos, auch hier sorgt der extreme Handy- und Computerkonsum für starken Nachholbedarf in anderen Themenfeldern. Es ist eben auch hier im hohen Norden nicht alles Gold, was glänzt.

19.

Warum der Mensch eine Handschrift braucht!

Dass einmal der Tag kommen würde, an dem diese Aussage auf dem Titelblatt einer der bekanntesten Wochenzeitungen unseres Landes steht, hätte ich nie gedacht.

Briefe schreiben, Gedanken zu Papier bringen, seitenlange Aufsätze zu den unterschiedlichsten Themen: Schreiben gehörte in meiner Kindheit und Jugend zum Alltag wie Schlafen und Essen. Es war eines der wichtigsten Ausdrucksmittel, um sich verständlich zu machen, aber auch, um verstanden zu werden.

Von A bis Z, Buchstabe für Buchstabe, Strich für Strich haben wir uns die Welt langsam erschlossen und gelernt, sie besser zu begreifen. Dabei hat jeder seine individuelle, unverwechselbare Handschrift entwickelt. Die eigene Schreibtechnik hat sich im Laufe der Zeit immer mehr verbessert, sodass man am Ende eine flüssige, leserliche Handschrift hatte. Was man aufgeschrieben hatte, konnte man sich auch ziemlich gut merken. Bei Vokabellisten, die man erstellt hatte, wusste man genau, wo welches Wort in welcher Reihenfolge steht. Ganze Schulheftseiten, auf denen man Fakten und Zusammenhänge niedergeschrieben hatte, prägten sich im Gedächtnis ein und konnten jederzeit abgerufen werden. Schreiben war der erste Lernschritt, mehrfaches Wiederholen und Auswendig-Lernen der niedergeschriebenen Inhalte der nächste, aber natürlich auch Begreifen.

Heute dagegen nimmt der Anteil der Kinder zu, die nicht mehr richtig, geschweige denn flüssig schreiben und ihre Gedanken schnell und lesbar zu Papier bringen können. Nur noch wenige machen sich die Mühe, ihre Erlebnisse in Briefen oder auf Postkarten mitzuteilen. Liegt eine solche Rarität doch eines Tages mal im Briefkasten, ist die Freude unbeschreiblich groß.

Eine Umfrage des Verbands für Bildung und Erziehung ist zu dem Ergebnis gekommen, dass mehr als ein Drittel der Grundschulkinder laut der Lehrkräfte über ein mangelhaftes Schriftbild verfügt und auch tatsächlich Probleme hat, das abzustellen und eine leserliche Handschrift zu entwickeln. In höheren Klassenstufen können nur zwei von fünf Jugendlichen 30 Minuten und länger beschwerdefrei schreiben. Viele Lehrkräfte sagen, dass das Problem bis zur Oberstufe weiter zunimmt. Teilweise können sie nicht mal die Klausuren der Schüler*innen entziffern und lesen. Deswegen sei es umso wichtiger, gerade in der Grundschule mehr Zeit zur Verfügung zu stellen, um regelmäßig das Schreiben zu üben und somit besser zu werden. Auch die Rechtschreibung und der Wortschatz leiden, wenn man nicht mehr regelmäßig schreibt.[45]

Auch diese Beobachtung kann ich wieder aus eigener Erfahrung mit meinem jüngsten Sohn bestätigen. Seit er auf eine norwegische Schule geht und der Unterricht im Prinzip fast ausschließlich digital auf dem Chromebook abläuft, hat er als Achtklässler das Schreiben regelrecht verlernt. Hin und wieder gebe ich ihm Aufgaben, die er schriftlich bewältigen muss, mit dem Resultat, dass er über Schmerzen in der Hand klagt. Da er neben dem Schreiben aber auch festgestellt hat, dass seine Lernleistungen sinken, er zunehmend Schwierigkeiten hat, sich über einen längeren Zeitraum zu konzentrieren und Lerninhalte zu behalten, haben wir nun die Notbremse gezogen. Ab dem nächsten Schuljahr wird er wieder die deutsch-norwegische Schule in Oslo besuchen, auf der mehrheitlich klassisch mit gedruckten Lehrbüchern gelernt wird, auf der Klausuren tatsächlich noch handschriftlich geschrieben und noch Schulhefte angelegt werden und der Einsatz digitaler Lernmittel in einem gesunden Maß stattfindet.

Schüler*innen, die Probleme beim Schreiben haben, haben natürlich auch erhebliche Nachteile, denn bei Aufsätzen oder Diktaten führt es dazu, dass sie nicht mithalten können und sich schneller Fehler einschleichen. Im schlimmsten Fall können sie ihre Hausaufgabenaufzeichnungen oder Vokabellisten nach ein paar Tagen nicht lesen, weil sie ihr eigenes Schriftbild nicht entziffern können.

Eingeschlafen ist die Kommunikation deswegen aber nicht. Im Gegenteil, sie ist sogar intensiver geworden, aber sie hat sich grundlegend verändert. Es wird gepostet, gechattet, „gewhatsappt", allerdings meist reduziert auf wenige Worte. Computer und Smartphone ersetzen immer häufiger Stift und Papier, was zur Folge hat, dass eine Generation der Wischer heranwächst. Was unbedenklich wäre, wenn Wischen dieselben Hirnprozesse auslösen würde wie Schreiben. Das ist aber nach Erkenntnissen der Hirnwissenschaft nicht der Fall. Ist insofern die Frage berechtigt, ob uns ständiges Wischen und Tippen auf Handys und Computern unter Umständen dümmer macht?

Die Hirnforschung hat darauf eine klare Antwort, denn diese vergleichsweise noch junge Wissenschaft hat sich umfassend damit auseinandergesetzt, wie Lernen im Gehirn abläuft.

Vorweg kann man schon festhalten, Schreiben formt das Denken und öffnet den Geist oder, wie Kinderbuchautorin Cornelia Funke einmal gesagt hat, *„eine fließende Handschrift bringt die Gedanken zum Fliegen"*![46]

Kinder lernen, wie wir alle wissen, in erster Linie haptisch. Als Säuglinge robben sie über den Boden, sehen etwas und ertasten sich Form und Oberfläche von Gegenständen mit der Hand, gern aber auch mit dem Mund. Sie lernen schon in der ersten Lebensphase so die Welt und die Umgebung, in der sie leben, zu begreifen. Ähnlich verhält es sich mit dem Schreiben.

Schreiben ist laut der Hirnforschung ein motorisch komplexer Prozess, der das Gehirn stark beansprucht. Immer, wenn das passiert, ändert sich etwas im Hirn und dann findet Lernen statt.

In dem Moment, in dem ich durch meine Bewegung mit der Hand den Buchstaben zu schreiben beginne, beginnt auch ein Denkprozess. Das Hirn verbindet die Bewegung der Hand mit dem erlernten Buchstaben und speichert das Erlernte „plurimodal" auf mehreren Ebenen ab. Es ist ein entscheidender Unterschied, ob ich Buchstaben schreibe oder nur tippe.

Beim Abspeichern von handschriftlich geschriebenen Buchstaben werden mehr und größere Netzwerke im Gehirn aktiviert als beim Tippen.

Das liegt daran, dass das Schreiben größere, feinmotorische Fähigkeiten und eine viel stärkere Differenzierung verlangt. Je häufiger man die Bewegung trainiert, desto vertiefter lernt man. Die Formen der Buchstaben prägen sich dann dauerhaft ein.

Viele Kinder haben beim Lernen des Alphabets Probleme, Buchstaben wie d und p auseinanderzuhalten oder q und b. Verschiedene Studien haben ergeben, dass es ihnen leichter fällt, sie nicht zu verwechseln, wenn sie diese mit der Hand schreiben, anstatt sie zu tippen.[47]

Die Handschrift ist dementsprechend der Zugang zum Gedächtnis und die Grundlage für unser Denken. Wird nur noch auf Computeroberflächen gewischt und verkümmern feinmotorische Fertigkeiten, wird auch das Denken in seiner Feinheit nicht trainiert. Hirnwissenschaftler Manfred Spitzer spricht dann vom Tod für höhere Denkprozesse. In einem Interview mit MDR Kultur, das auf YouTube veröffentlicht ist, erklärt er diese Zusammenhänge sehr anschaulich. Sehenswert! Kann ich nur empfehlen.[48]

Interessant ist in diesem Zusammenhang auch folgendes Experiment, das zwei Psychologen von der Princeton University mit Studenten*innen durchgeführt haben. Ihnen wurden Videovorträge präsentiert. Die eine Gruppe schrieb per Hand mit und machte sich Notizen, die andere tippte auf dem Laptop. Ziel der Untersuchung war, im Anschluss das Wissen der Teilnehmer*innen abzufragen.

Ergebnis: Fakten konnten beide Gruppen gleich wiedergeben. Bei der Aufgabe, Verständnisfragen und komplexe Zusammenhänge zu erklären, schnitt die Gruppe per Hand besser ab, denn sie hatten mehr Zeit zum Mitschreiben benötigt, hatten die Inhalte in ihren eigenen Worten wiedergegeben und dabei offensichtlich ihre niedergeschriebenen Notizen auch schon besser sortiert und strukturiert. Die Tipper hatten dagegen wortwörtlich mitgetippt, weniger mitgedacht und den Stoff somit nicht so tief durchdrungen wie die Vergleichsgruppe.[49]

Was lernen wir daraus?

Will man sich in ein Thema einarbeiten oder Ideen strukturieren, sollte man lieber den Stift in die Hand nehmen und schreiben. Geht es dagegen nur um schnelles Notieren, kann ein geübter Tipper natürlich den Vorteil nutzen und schnell mittippen.

Allerdings: *Wer schreibt, der bleibt.* Ein von mir an dieser Stelle gern zitiertes Sprichwort.

Solche Studien sollten doch hellhörig machen und Lehrkräften in Deutschland, die häufig noch klassisch mit Buch, Heft und Stift arbeiten, ein gutes Gefühl geben. So sorgen sie dafür, dass die Lernfähigkeit ihrer Schüler*innen höher ist.

Deswegen ist es meiner Meinung nach auch gänzlich unangebracht, digitale Lernmittel bereits in den Grundschulen einzuführen – so wie es bereits viele Schulen in Norwegen machen – und den Kindern damit die Möglichkeit zu nehmen, überhaupt erst mal eine ihrer Kernkompetenzen – nämlich das Schreiben – zu erlernen.

Wer in der Schule ständig ein onlinefähiges Gerät vor sich stehen hat, der ist auch ständig der Versuchung ausgesetzt, sich von Videos oder anderen wechselnden Inhalten im Internet ablenken zu lassen. Was unvermeidlich dazu führt, dass die Aufmerksamkeit und der Lernerfolg sinken – laut Studien um etwa 10 bis 15 Prozent.[50]

Vor dem Hintergrund, dass Kinder auch in ihrer Freizeit zu viel Zeit vor Bildschirmen verbringen und ihre Konzentrationsfähigkeit dadurch stark einschränken, ist der Effekt natürlich um einiges fataler, denn genau die Zeit, die die Kinder mit digitalen Medien verbringen, fehlt letztlich zum Lernen und damit für etwas Sinnvolles.

Und da überraschen auch hier die Ergebnisse zahlreicher Studien nicht, dass je mehr Zeit ein Kind in seiner Freizeit digitalen Medien einräumt, desto schlechter ist es in der Schule.

Wir sollten Lehrer*innen zutrauen, ihren eigenen Weg zu gehen und ihre eigenen Entscheidungen zu treffen, wie sie Wissen vermitteln.

Sie haben schließlich Pädagogik studiert und sind Spezialisten für Didaktik. Sie haben sich im Studium damit auseinandergesetzt, wie man Unterrichtsinhalte alters- und situationsgerecht aufarbeitet und angemessen vermittelt, sodass Schüler sich Wissen aneignen, aber – und das ist von entscheidender Bedeutung – dieses Wissen auch behalten, anwenden und auf andere Bereiche übertragen können, auch Transferwissen genannt.

Nur, weil die Bildungspolitik meint, im internationalen Wettbewerb aufholen zu müssen, und deswegen die digitale Aufrüstung von Schulen beschleunigen will, heißt das ja nicht zwingend, dass hier der richtige Weg zugunsten unserer Kinder eingeschlagen wird. Innovation verkauft sich politisch immer gut. Das sehen wir ja auch immer im Zusammenhang mit dem Klimaschutz. Auch hier sehen Politiker in Innovationen die Lösung unserer Krise. Verzicht und weniger, diese Worte nehmen sie nur ungern oder lieber gar nicht in den Mund, denn das würde ja bedeuten, dass sich der Mensch umstellen muss. Das möchten Politiker den Menschen wohl nicht zumuten. Hier im Zusammenhang mit der Digitalisierung an Schulen sehen wir eine ähnliche Entwicklung. Uns wird immer suggeriert, dass es ohne digitale Lernmittel in unserer Welt nicht mehr geht, Verzicht oder Verbote, damit will sich die Politik nicht beschäftigen.

Innovation bedeutet aber nicht immer zwingend Fortschritt. Hinter der digitalen Aufrüstung der Schulen stehen in erster Linie die ökonomischen Interessen einer starken Industrie, der es letztlich egal ist, wie viel Schaden sie unseren Kindern zufügt, denn sie muss dafür ja schließlich nicht haften. Solange die betriebswirtschaftlichen Zahlen stimmen, empfindet die Industrie solche Investitionen natürlich als lohnenswert und absolut notwendig.

Interessant ist in diesem Zusammenhang eine OECD-Studie, die über einen Zeitraum von mehr als neun Jahren – konkret zwischen 2003 und 2012 – untersucht hat, wie sich Investitionen in

Computer und in den digitalen Unterricht auf die Schulleistungen der Kinder ausgewirkt haben.

Betrachtet und verglichen wurden Daten aus mehr als 60 Ländern, mit dem Ergebnis:

Ausgerechnet die Länder, die in den Schulen viel Geld in die digitale schulische Infrastruktur gesteckt hatten, haben in den PISA-Vergleichsstudien schlechter abgeschnitten. Heißt, je mehr Geld pro Schüler*in in Computer investiert wurde, desto geringer waren die Schulleistungen der Kinder, vor allem in Mathe.[51] Unter schlechteren Schulleistungen leiden vor allem die skandinavischen Länder wie Finnland, Schweden, Dänemark und Norwegen, die mit zu den ersten gehörten, die ihre Schulen mit Computern, Laptops und funktionierendem WLAN flächendeckend ausgestattet haben.

Sie gehörten Anfang der 2000er-Jahre noch zu den PISA-Spitzenreitern, von diesem Ruf leben sie noch heute. Jetzt befinden sie sich aber nur noch im Mittelfeld und die beneidenswerte skandinavische Bildungslandschaft ist nur noch ein Mythos.

Das ist aber bei den meisten Menschen in Europa, die das skandinavische Bildungssystem nicht wirklich selbst kennengelernt haben, noch nicht angekommen. Das erlebe ich, seit ich in Norwegen lebe, häufig. Immer wieder werde ich von Freunden und Bekannten mit der Aussage konfrontiert *„die Skandinavier haben doch ein super Bildungssystem“*. Wenn ich dann mit *„Nein“* antworte, schaue ich in irritierte Gesichter.

Wir machen schließlich gerade die Erfahrungen vor Ort und können Vergleiche ziehen. Vergleiche, die tatsächlich auch das Abschneiden der Länder bei den PISA-Studien widerspiegeln.

Mein jüngster Sohn, der hier in Oslo zunächst die deutsch-norwegische Schule besuchte und dann auf eine norwegische „ungdomsskole“ in die Mittelstufe wechselte, ist auch erschrocken darüber, wie niedrig die Ansprüche an seiner norwegischen Schule verglichen mit denen in Deutschland sind. In Mathe beispielsweise beschäftigen sie sich gerade mit einem Thema in der achten Klasse, das mein Sohn bereits in der sechsten Klasse in Deutschland durchgearbeitet hat. Hausaufgaben gibt es so gut wie gar nicht, alles wird auf dem Laptop getippt. Auch Vokabeln werden in den Fremdsprachen nicht mehr klassisch in ein Vokabelheft geschrieben und regelmäßig abgefragt – weder mündlich noch schriftlich – sondern in Form eines digitalen Vokabelquiz gelernt. Vokabeltests werden gar nicht erst geschrieben, um die Leistungen der Schüler*innen zu überprüfen. Digitaler Unterricht füllt mehrheitlich den Schulalltag aus, mit all seinen negativen Folgen.

Festzuhalten bleibt: Durch zu viel Mediennutzung sinkt das Bildungsniveau also eher.

Die meisten Geräte, ob Smartphone oder Laptop, verfügen über einen Internetzugang und ermöglichen es den Schüler*innen, ständig online zu sein und sich von wechselnden Inhalten ablenken zu lassen. YouTube, Facebook und Instagram machen auch während der Schulzeit keine Pause und entziehen den jungen Menschen die Aufmerksamkeit und das Konzentrationsvermögen, die sie eigentlich gerade im Unterricht brauchen. Und Lehrer*innen sind kaum in der Lage, dieses Verhalten zu unterbinden und zu kontrollieren, wo sich die Schüler*innen gerade online aufhalten. Bei Klassengrößen von mehr als 20 Kindern ist das eine kaum lösbare Aufgabe für nur eine Lehrkraft.

Versucht sie es trotzdem und geht auf einen Schüler zu, kann der ja, wenn er vielleicht gerade ein Video auf YouTube ansieht, schnell die Bildschirmansicht ändern. Dass das in der Praxis häufig passiert, haben mir meine Kinder auf Nachfrage bestätigt.

Es ist und bleibt ein permanenter Kampf um die Aufmerksamkeit der Schüler*innen in den Schulen, in denen diese Geräte erlaubt sind.

Natürlich sollte man die Vorteile der Technik nicht gänzlich ungenutzt lassen. Die Herausforderung muss bleiben, das richtige Maß zu finden. In Mathe beispielsweise sollte erst die Methodenkompetenz vermittelt werden und dann die Anwendungskompetenz, mit z. B. Unterstützung von Tabellenkalkulationsprogrammen. Natürlich kann man den Brand von Rom im Lateinunterricht in Form von Bildern oder Filmsequenzen eindrücklich veranschaulichen und wird damit sicher um einiges leichter die Aufmerksamkeit der Klasse gewinnen. Auf die Übersetzung der Rede Ciceros, in der er den Brand beschreibt, sollte aber trotzdem nicht verzichtet werden. Unterrichtsinhalte von der Tafel abzufotografieren oder einzuscannen, sollte das Abschreiben, bei dem man sich – wie oben erklärt – die Informationen besser merken kann, nicht ersetzen, nur weil es schneller und praktischer ist. Leider machen das aber viele Lehrkräfte. Mein Sohn hat das im Schulalltag hier in Oslo regelmäßig erlebt. Tafelbilder werden nach jeder Stunde abfotografiert und auf *Its learning* gestellt, wo sich die Schüler*innen diese dann anschauen können. *Its learning* ist eine kommerzielle, webbasierte Lern- und Communityplattform. Lehrkräfte können auf dieser Plattform unter anderem Unterrichtsmaterial bereitstellen, Aufgaben erteilen und Rückmeldungen zu den Ergebnissen geben.

Ob die Schüler*innen die Materialien dann nur ausdrucken oder ob sie sich die Mühe machen, sie noch mal abzuschreiben und in ihre Hefte zu übertragen, wird ihnen selbst überlassen. Diese Vorgehensweise zwingt die Jugendlichen aber regelmäßig ins Internet, denn die Erwartungshaltung der Lehrkräfte ist, dass sie regelmäßig checken, ob es neue Nachrichten vonseiten der Lehrer*innen gibt. Und wozu führt das am Ende? Mal wieder zu noch mehr Medienkonsum.

Frankreich hat sich drei Jahre nach der OECD-Studie zu einem sehr mutigen und radikalen Schritt entschieden.

Meiner Meinung nach der richtige Weg.

Seit 2018 gilt für Kinder zwischen drei und fünfzehn Jahren ein landesweites Verbot für Smartphones und andere internetfähige Geräte wie Tablets und Smartwatches an Vorschulen, Grundschulen und weiterführenden Schulen.

Ausnahmen gibt es im Unterricht nur auf ausdrücklichen Wunsch der Lehrkraft.

Gründe, die für den Beschluss dieses Gesetzes angeführt wurden: Man hatte festgestellt, dass die Aufmerksamkeit und der Lernerfolg der Schüler*innen bei Anwesenheit der Geräte im Unterricht drastisch sinken. Außerdem hätten die Geräte auch dem Schulklima geschadet. Es hätten kaum noch Gespräche unter den jungen Menschen stattgefunden. Außerdem hätte sich draußen auf dem Schulhof in den Pausen kaum noch jemand bewegt.

In Frankreich hatte man sich also dem Problem gestellt, dass das Internet, soziale Medien und das Handy Sucht auslösen und der Gehirnentwicklung der Kinder schaden, und es gelöst, indem man sie konsequent verboten hat. Die Franzosen haben Nägel mit Köpfen gemacht. Gerade bei noch jungen Kindern ist das meines Erachtens wichtig, denn sie verfügen noch nicht über ein eigenes Reflexionsvermögen und Kritikfähigkeit, ebenso wenig wie über Selbstkontrolle. In jungen Jahren ist das Risiko groß, dass sie langfristig ein Suchtverhalten entwickeln, dass ihrer Gesundheit und Bildung sehr schadet. Man würde sie ja auch nicht Suchtstoffe wie Alkohol und Drogen konsumieren lassen und darauf vertrauen, dass sie die Menge ihres Konsums selbst regulieren und in den Griff kriegen.

Auch Australien hat eine Kehrtwende in seiner Digitalisierungsstrategie an Schulen durchgezogen. 2008 hatte sich das Land zunächst aufgrund des schlechten Abschneidens bei der PISA-Studie dafür entschieden, 2,4 Milliarden australische Dollar in die Laptop-Ausstattung in den Schulen zu investieren. Der erhoffte Erfolg blieb jedoch aus. Australien schnitt in den PISA-Vergleichsstudien sogar noch schlechter ab als die skandinavischen Länder. Deswegen wurden die Laptops 2016 wieder aus dem Schulbetrieb entfernt, denn die Schüler hatten alles damit gemacht, nur nicht gelernt.[52]

Noch interessanter ist eine Untersuchung aus England, die im Großraum London durchgeführt wurde. Hier ist man der Frage nachgegangen, was ein Smartphone-Verbot an Schulen denn konkret für Auswirkungen auf die Schulleistungen der Jugendlichen hat. An der Studie nahmen 90 Schulen mit insgesamt 130.000 Schüler*innen teil, die in den Jahren 2002 bis 2012 ein Handyverbot eingeführt hatten. Man ermittelte den Zeugnis-Noten-Durchschnitt eines jeden

Schülers vor dem Handyverbot und teilte die Schüler*innen dann in fünf verschiedene Leistungsgruppen von den 20 schwächsten bis zu den 20 besten ein. Die Ergebnisse waren frappierend.

Gerade mal ein Jahr nach Einführung des Verbots waren die Schulleistungen signifikant besser. Dieser positive Trend setzte sich in den Folgejahren sogar noch fort.

Von Digitalisierungsbefürwortern wird immer gern das Argument angeführt, dass gerade schwache Schüler von Computern und Smartphones an Schulen profitieren. Auch diesen Gedankenansatz hat die Studie widerlegt. Gerade die schwächsten Studienteilnehmer*innen haben von dem Handyverbot am stärksten profitiert, denn ihre Schulleistungen verbesserten sich am deutlichsten. Bei den besten Schüler*innen zeigten sich dagegen kaum Veränderungen, sie blieben auf ihrem guten Level.

Heißt im Umkehrschluss: Handys im Unterricht schaden vor allem den schwächsten Schülern am meisten.[53]

Sie sollten deswegen definitiv lieber zu Hause bleiben oder – so machen sie es derzeit in der Klasse meines Sohnes – sie werden vor dem Unterricht einkassiert und erst wieder rausgegeben, wenn der Schultag endet. In der norwegischen Schule ist dafür extra ein „Handyhotel" gebastelt worden. Ein Bord mit kleinen abschließbaren Fächern – für jedes Handy gibt es ein eigenes Fach –, in denen die Geräte während des Schultages aufbewahrt werden. Rausgenommen werden sie nur, wenn die Lehrkraft sie im Unterricht benutzen möchte.

Insofern hat Neurowissenschaftler Manfred Spitzer meiner Ansicht nach recht, wenn er sagt, dass man Bildungsgerechtigkeit nicht automatisch dadurch schafft, indem man jedem Hartz-IV-Empfängerkind ein Smartphone oder ein anderes digitales Endgerät kostenlos zur Verfügung stellt. Denn, so Spitzer, werde der Schwache digitalisiert, werde er – wie es die Studien zeigen – eher noch schwächer als besser. Das Gehirn sollte durch klassisches Lernen in der Kindheit und Jugend trainiert werden. Das leuchtet doch ein.

Vor dem Hintergrund, dass man außerdem aus Studien weiß, dass allein die bloße Präsenz eines Smartphones auf dem Schreibtisch das Denkvermögen einschränkt, ist es mit Sicherheit sinnvoll, die Handys einzukassieren und sie aus dem Sichtfeld der Schüler*innen während des Unterrichts zu entfernen.[54] Es reicht definitiv nicht aus, das Gerät nur abzuschalten und umgedreht auf dem Tisch liegen zu lassen. Auch nicht außerhalb der Schule, wenn die Kinder zu Hause in ihrem Zimmer vielleicht gerade ihre Hausaufgaben machen.

Das muss ich zugeben, merke ich übrigens auch selbst, wenn ich arbeite und mein Gerät direkt neben mir liegt. Wie häufig unterbreche ich dann meinen Arbeitsfluss, um kurz zu checken, ob neue Nachrichten eingegangen sind. Ich würde mich nun nicht als süchtig bezeichnen und trotzdem kann auch ich mich diesen Reizen, wenn ich ihnen dann ausgeliefert bin, nicht immer entziehen. Wir haben alle nur begrenzte Kapazitäten, um ein Maximum an Aufmerksamkeit aufzubringen. Wir lernen im Laufe unseres Lebens, Informationen und Reize zu filtern und uns gezielt auf das Wesentliche zu konzentrieren und diese Informationen dann zu verarbeiten. Das setzt aber voraus, dass wir die äußeren Einflüsse, die uns ablenken, auf ein Minimum reduzieren. Seit es das Smartphone und seine Allgegenwärtigkeit gibt, ist das natürlich um einiges schwieriger geworden.

Für uns Eltern bedeuten diese Erkenntnisse: Sind unsere Kinder mit Lernen beschäftigt, sollten wir dafür sorgen, die Geräte aus den Zimmern unserer Kinder zu entfernen. Noch besser wäre es, wenn sie irgendwann selbst in der Lage sind, das zu tun und sich einen handyfreien Raum zu schaffen.

20.
Eine Generation der Stubenhocker

Nun schaden Smartphones nicht nur der Gesellschaft und der Bildung. Wer ständig vor seinen digitalen Geräten sitzt und die Sonne nur noch von drinnen durch das Fenster wahrnimmt, der schadet auch seiner Gesundheit. Vielen ist das gar nicht bewusst und deswegen muss es hier einmal ganz klar gesagt werden: Smartphones machen krank!

Sie führen zu Bewegungsmangel, Haltungsschäden, Kurzsichtigkeit, Bluthochdruck, Schlafstörungen und Übergewicht. Auch die psychischen und seelischen Beeinträchtigungen wie Aufmerksamkeitsstörungen, Ängste, Depressionen bis hin zu Selbstmordgedanken sowie Stress und Sucht sind nicht zu unterschätzen.

Mit dem Phänomen des zunehmenden Übergewichts in der Gesellschaft – vor allem auch bei Kindern – hatte ich mich als Fernsehautorin schon Anfang der 2000er-Jahre auseinandergesetzt.

Für eine Volkswirtschaft ist das ein Riesenproblem, wenn der Anteil an übergewichtigen Kindern steigt, denn aus übergewichtigen Kindern werden in der Regel auch übergewichtige Erwachsene, mit allen negativen gesundheitlichen Begleiterscheinungen und gesellschaftlichen Kosten, die das zur Folge hat. Damals stand der zunehmende Fernsehkonsum – quasi die Vorstufe zu den heutigen digitalen Endgeräten – und seine negativen Auswirkungen auf die Bewegungsintensität von Kindern im Fokus. Schon damals konnte man beobachten, dass die Zahl übergewichtiger Kinder schleichend zunahm.

Das Fernsehen raubte den Kindern die Zeit, sich aktiv mit etwas anderem zu beschäftigen. Immer weniger Kinder verfügten über ein normales Gewicht, eine altersgerechte Beweglichkeit und entsprechende koordinative Fähigkeiten. Als ich 2010 ehrenamtlich als Trainerin gearbeitet habe, musste ich feststellen, dass kaum noch ein Kind in der Lage war, eine saubere Vorwärts- oder Rückwärtsrolle hinzubekommen. Freier Handstand, Handstand an der Wand oder gar ein Handstandüberschlag mit Flugrolle, was in meiner Kindheit fast jeder beherrschte, waren viele Kinder auch nicht mehr in der Lage zu bewältigen.

Welch ein Glück, dass es in meiner Kindheit abends nur drei Fernsehprogramme und während des Tages gar kein Programm gab. So konnten wir gar nicht erst dazu verführt werden, unsere Freizeit drinnen zu verbringen, sondern waren oft mehr als acht Stunden aktiv draußen – bei Wind und Wetter, im Hellen wie im Dunklen.

Unsere Eltern mussten uns manchmal förmlich wieder ins Haus zerren.

In den Achtziger- und Neunzigerjahren nahmen dann – auch durch das Aufkommen des Privatfernsehens – die Anzahl der Programme und Sendungen deutlich zu. Das hatte dann auch auf den Alltag von Familien mit Kindern starken Einfluss. Schon damals wurde in Studien belegt, dass zu viel Fernsehkonsum zwischen fünf und fünfzehn Jahren zu schlechteren Schulleistungen führt, aber natürlich auch zu starkem Bewegungsmangel, und das wurde dann nach und nach deutlich durch immer mehr „dicke“ Kinder.

Durch die Digitalisierung hat sich das Problem noch einmal um ein Vielfaches verschärft. Heute hocken Kinder und Jugendliche am liebsten stundenlang drinnen auf dem Sofa – mit dem Smartphone in der Hand oder am Laptop. Sie spielen, chatten und „posten“, ohne sich einen Zentimeter zu bewegen, sozusagen im Stand-by-Modus. Und wenn es dann irgendwo hingeht, dann benutzen viele Propellereltern auch noch das Auto, damit ihr Kind nicht zu sehr überfordert wird.

Die Welt der Kinder ist mehr und mehr zu einer Sitzwelt geworden. Ein beliebter Rückzugsort ist auch das Bett. Aber anstatt zu lesen, wird es gern genutzt, um auf Netflix Filme zu schauen. Das Wetter draußen kann noch so schön sein, die Anziehungskraft der Geräte ist leider größer und löst einen stärkeren Reiz aus als die Möglichkeit, Sonnenstrahlen auf der Haut spüren zu können und frische Luft zu atmen. In der Stadt ist der Bewegungsmangel noch ausgeprägter als auf dem Land. Experten*innen sprechen von einem bestürzenden und dramatischen Mangel an körperlicher Aktivität. In den letzten zehn Jahren hat sich die Trägheit der jungen Generation sogar noch weiter verschärft, was gerade bei Heranwachsenden massive Auswirkungen auf die Gesundheit haben kann.

Laut der Stiftung Kindergesundheit hat ein sitzender Lebensstil nachteilige Folgen für die Häufigkeit und Schwere von Übergewicht, Herz-Kreislauf-Erkrankungen, Krebs und Diabetes Mellitus Typ 2. Vor allem, weil dieser Lebensstil ja häufig auch in Kombination mit einem ungesunden Ernährungsstil einhergeht.

Die Situation ist mittlerweile so ernst, dass sich sogar die Weltgesundheitsorganisation WHO zu Wort gemeldet und für Kinder im Alter zwischen 3 und 17 Jahren Empfehlungen abgegeben hat.

60 Minuten, so viel sollten sich heranwachsende Jungs und Mädchen mindestens am Tag moderat bis sehr anstrengend körperlich bewegen.

Doch, wer schafft das, wenn er nicht regelmäßig Sport im Verein betreibt?

Bei den Mädchen sind es nur noch rund 22 Prozent, bei den Jungs gerade mal 29 Prozent. Die Studie wurde in drei Stufen durchgeführt. 2003 bis 2006 erfolgte die Basiserhebung, 2009 bis 2012 fand die erste Folgeerhebung statt. Und dann 2014 bis 2017 folgte eine zweite Untersuchungs- und Befragungsrunde unter den etwa 12.000 Mädchen und Jungs, die mittlerweile schon Jugendliche oder junge Erwachsene waren. Außerdem wurde noch einmal eine neue Stichprobe dazu gemacht unter 0- bis 17-Jährigen. Die Ergebnisse spiegelten wider, was Eltern wie ich bereits im Alltagsleben unserer Kinder beobachten konnten, und sie waren erschreckend.

Danke, Marc Zuckerberg und Co.!

11,1 Prozent der Mädchen und sieben Prozent der Jungen bewegen sich sogar an weniger als zwei Tagen pro Woche jeweils eine Stunde aktiv. Sie bleiben lieber sitzen. Zwischen 14 und 17 ist Bewegung am wenigsten angesagt. Bei Mädchen ist die Inaktivität doppelt so stark ausgeprägt wie bei gleichaltrigen Jungs. Und auch der soziale Hintergrund spielt eine Rolle. Kinder aus armen und bildungsfernen Familien sind weniger aktiv als Kinder aus einem sozial begünstigten Umfeld.

Sportwissenschaftler der Uni Heidelberg haben die Sitzgewohnheiten der Kinder noch stärker ins Visier genommen und knapp 4.400 Kinder im Alter zwischen vier und zwanzig Jahren befragt, in Deutschland, Österreich und Luxemburg.

Auch hier ist das Ergebnis erschreckend: Zu gut 71 Prozent verbringen Kinder ihre Zeit, die sie wach sind, an Werktagen sitzend. Erst in der Schule, dann bei den Hausaufgaben und zu guter Letzt auf dem Sofa, Sessel, Bett oder sonst wo am Handy oder vor dem Computer. In Stunden ausgedrückt sind das an Werktagen rund 10,5 Stunden. Am Wochenende sieht es nicht viel besser aus. Da sind es rund 7,5 Stunden sitzend, etwa 54 Prozent der Zeit, die die Kinder wach sind.[55]

Und auch hier sind wir Eltern als Vorbilder wieder gefragt. Wir können Freude und Begeisterung für die Natur und Bewegung schon von Kindesbeinen an fördern und entwickeln, indem wir uns selbst möglichst viel bewegen und die Kinder mitnehmen. Das hat bei mir funktioniert. Mit dem Laufrad, zu Fuß oder im Winter mit dem Schlitten zum Kindergarten, später mit dem Rad zur Schule. In der Freizeit Rodeln, Schlittschuhlaufen ohne Helm und wandern durch den Wald im Winter wie im Sommer, Schwimmen, Baden, Ballspielen oder Stand-up-Paddling, oder seinen Hobbys im Verein nachgehen … es wurde nie langweilig. Wir waren immer aktiv.

Extrem gern sind meine Kinder in ihrer Grundschulzeit auch auf Bäume geklettert. In unserem Garten steht eine gut 10 Meter hohe Tanne, einer ihrer Lieblingsplätze damals. Wenn sie dann oben im Tannenwipfel saßen und lachten, blieben häufig Spaziergänger stehen und regten sich darüber auf, was das für eine Mutter sein muss, die so etwas zulässt.

Wir haben darüber immer geschmunzelt, denn mein Motto lautete: *Wer hochkommt, kommt auch wieder runter.* Außerdem konnte ich das Körpergefühl und die Beweglichkeit meiner Kinder realistisch einschätzen und wusste, was ich ihnen zutrauen konnte und was nicht. Davon ganz abgesehen: Ein Restrisiko bleibt immer. So konnten sie sich optimal entwickeln und sind noch heute Bewegungstalente. Erst gestern überraschte mich mein jüngerer Sohn mit der Nachricht, dass er jetzt über den Big-Air – eine große Snowboardschanze – einen Rückwärtssalto geschafft und bei der Landung sogar gestanden hat.

Haben sie die Wahl, entscheiden sich meine Kinder noch heute lieber für das Fahrrad als für das Auto. Ein Beleg dafür, wie wichtig Prägung in der Erziehung schon in den jüngsten Jahren ist.

21.

Eine „Generation der Sehbehinderten und Blinden“: wenn das Auge nicht aufhört zu wachsen

Dieses Kapitel ist für mich eines der wichtigsten \in diesem Buch, denn es geht um etwas so Schwerwiegendes, das keinen unberührt lassen sollte. Die Tatsache, dass junge Menschen, lieber immer drinnen hocken und auf Bildschirme starren, ist auch für ihre Augen ein großes Problem.

Wir steuern auf eine Generation von Sehbehinderten und Blinden zu. So sieht es die Mehrheit der Augenexperten*innen und Wissenschaftler*innen, die sich mit dem Phänomen der dramatischen und rasanten Zunahme von Kurzsichtigkeit unter Kindern und Jugendlichen in der modernen Gesellschaft in den letzten Jahren auseinandergesetzt haben. Dabei haben sie festgestellt, dass vor allem die Zahl derjenigen weltweit dramatisch ansteigt, die unter starker Kurzsichtigkeit leiden.[56]

Die Weltgesundheitsorganisation WHO hat Kurzsichtigkeit deshalb zu einem globalen Gesundheitsproblem erklärt. Die Augenkrankheit ist gefährlicher als ursprünglich angenommen. Einige Fachleute sprechen bereits von einer weltumspannenden Pandemie. Seit ich diese Formulierung vor drei Jahren in einem Artikel der „ZEIT“ gelesen habe, bin ich mehr als alarmiert.[57]

Danach lese ich das Buch von Manfred Spitzer *„Die Smartphone-Epidemie“* und auch hier wird das Problem in einem Kapitel behandelt und erklärt. Wenige Wochen später sitze ich im Flugzeug nach Oslo und lerne zufällig einen Augenexperten, der an der Klinik für Augenheilkunde der Universitätsklinik Kiel arbeitet, kennen. Wir kommen ins Gespräch und ich konfrontiere ihn mit der Frage, ob das, was ich gelesen habe, stimmt oder maßlos übertrieben ist. Auch er bestätigt mir, dass eine ganze Generation von Heranwachsenden weltweit stark gefährdet ist und sich die Kurzsichtigkeit in immer mehr Ländern zu einer Epidemie entwickelt. Gleichzeitig bedauert er, dass viele Eltern gar nicht wissen, dass dieses Problem tatsächlich existiert und dementsprechend ihre Kinder auch gar nicht davor schützen können. Deswegen erzählt er mir, wird unter Augenexperten schon lange darüber diskutiert, wie wichtig es wäre, dass Kinderärzte Eltern schon in den ersten U-Untersuchungen über die Gefahr aufklären und klare Empfehlungen aussprechen, wie sie verhindern können, dass ihr Kind kurzsichtig wird und später vielleicht sogar erblindet.

Eine „*Generation von Blinden*“, man stelle sich das mal vor.

Die Welt in all ihren schönen Facetten irgendwann nicht mehr oder nur eingeschränkt sehen zu können, ist für mich eine grauenvolle Vorstellung. Doch hier verhält es sich wie mit dem Klimawandel: Menschen müssen offenbar die Auswirkungen auf ihr Leben erst am eigenen Leib erfahren, bevor sie ihr Handeln ändern. Es liegt wohl in der Natur des Menschen, dass wir unsere Augen vor den Alarmzeichen – auch, wenn sie uns von wissenschaftlicher Seite noch so überzeugend aufgezeigt werden – nur allzu gern verschließen. „*Weiter so*“ ist leider viel zu oft ein beliebtes Motto. Das Problem ist nur: Wer sich nicht rechtzeitig vor dieser Krankheit schützt, kann im Nachhinein kaum noch etwas machen. Sind die Augen erst einmal krank, sind die Schäden irreversibel.

Nun können wir von unseren Kindern und Jugendlichen kaum erwarten, dass sie die Zusammenhänge zwischen Entstehung und Verschlimmerung dieser Krankheit kennen. Hier sind wir als Eltern ein weiteres Mal gefordert, unserer Verantwortung nachzukommen und sie rechtzeitig darüber aufzuklären.

Mit dem Thema habe ich auch viele meiner Freunde konfrontiert und festgestellt, dass vielen – unabhängig vom Bildungsgrad – dieses

Problem gar nicht bekannt ist. Auch in den Medien ist das Thema kaum präsent. Ebenso wenig wie in den Schulen, in denen die Kinder ja immerhin die meiste Zeit ihres Tages verbringen. Wir müssen unsere Kinder vor den negativen gesundheitlichen Folgen ihres veränderten Freizeitverhaltens und dem steigenden Medienkonsum schützen und wir haben die Möglichkeit. Wie, werde ich in diesem Kapitel erklären. Seit ich die Zusammenhänge kenne, schicke ich meine Kinder so oft es geht raus ans Tageslicht. Und bin froh, dass ich das in ihrer Kleinkind-, Grundschul- und beginnenden Teenagerphase eigentlich schon immer getan habe.

Warum, das erkläre ich jetzt.

Doch zunächst ein paar Fakten: Kurzsichtigkeit, in der medizinischen Fachsprache als Myopie bezeichnet, ist eine schleichende Krankheit, die sich seit Jahrzehnten auf der Welt immer mehr ausbreitet. Besonders betroffen ist der asiatische Kontinent. War in China in den Sechzigerjahren nur jeder fünfte junge Chinese kurzsichtig, sind es heute über 90 Prozent. In Taiwan, Südkorea und Singapur hat eine ähnliche Entwicklung stattgefunden. In Hongkong, Shanghai oder Seoul leiden über 95 Prozent der jungen Erwachsenen an Kurzsichtigkeit. Gesunde Augen sind dort eher Mangelware. Auch in Europa hat das Problem zugenommen. Hier ist fast jeder zweite junge Erwachsene betroffen.

Wer kurzsichtig ist, sieht alles, was in kurzem Abstand vor einem liegt, scharf, Objekte in der Ferne kann derjenige jedoch nicht klar erkennen. Der Grund für die Fehlsichtigkeit in die Ferne ist ein zu langer Augapfel. Korrigieren lässt sich die Kurzsichtigkeit durch eine Brille, Kontaktlinsen oder eine Laser-OP der Hornhaut. Das Risiko für das Sehvermögen, langfristig schwere Sehbehinderungen zu entwickeln oder gar zu erblinden, bleibt aber, denn den übergroßen Augapfel kann man nicht korrigieren und der ist ja die Hauptursache für die Erkrankung. Doch, wie kommt es überhaupt dazu, dass der Augapfel überproportional wächst?

Kurzsichtigkeit ist eine Krankheit, die sich klassischerweise in der Kindheit und Jugend entwickelt, denn genau in dieser Zeit wachsen die Augen. Als kritische Zeit bezeichnen die Forscher*innen die Lebensphase zwischen dem Schuleintritt und dem 16. Lebensjahr. Aber auch bis zum Alter von 30 Jahren kann das Auge laut der Wissenschaft noch kurzsichtig werden.

Bei der Geburt ist der Augapfel noch verkürzt. Babys sind also noch etwas weitsichtig. Mit dem normalen Wachstum in der Kindheit wächst dann auch der Augapfel in die Länge, bis er im Idealfall eine der Normalsichtigkeit entsprechende Endgröße hat und das Auge dann in die Ferne perfekt sieht. Das ist normalerweise in der Pubertät – rund um das 16. Lebensjahr – der Fall. Kommt dieser Prozess jedoch nicht rechtzeitig zum Stillstand, hört das Auge also nicht auf zu wachsen, wird der Augapfel zu lang und damit entsteht die Fehlsichtigkeit in die Ferne.

Den wenigsten wird die Myopie in die Wiege gelegt, die meisten entwickeln sie während der Schulzeit, ein Teil auch im jungen Erwachsenenalter.[58]

Klar war den Wissenschaftlern schon lange, dass die Störung durch eine Kombination aus genetischer Veranlagung und Umweltfaktoren ausgelöst wird. Allerdings waren sie zunächst davon ausgegangen, dass Kurzsichtigkeit im Wesentlichen erblich ist. Dann hatten sie beobachtet, dass vor allem höher gebildete Menschen, die viel lesen, betroffen waren. In Deutschland sind das allein über 50 Prozent der Hochschulabsolventen, bei den Menschen mit Abitur oder abgeschlossener Berufsausbildung sind es 35 Prozent, bei Menschen ohne höhere Bildung nur ein Viertel.

„Aus bereits von uns veröffentlichten Studien wissen wir, dass ein hohes Bildungsniveau häufig mit der Entwicklung einer Kurzsichtigkeit einhergeht“, sagt Norbert Pfeiffer, Direktor der Augenklinik und Poliklinik der Universitätsmedizin Mainz.[59]

Was ist das Problem, wenn das Auge viel in die Nähe schaut?

Es muss sich dann ständig auf die Nähe einstellen, sozusagen „akkommodieren“. Das löst offenbar einen Wachstumsreiz auf den Augapfel aus, der dann zu Kurzsichtigkeit führt.

Neuere Studien zeigen nun, dass neben den Genveränderungen, die die Krankheit begünstigen, vor allem zwei Risikofaktoren entscheidend sind:

Sind die Augen eines Kindes zu selten hellem Tageslicht ausgesetzt, sprich verbringt ein Kind zu wenig Zeit draußen unter freiem Himmel, und sind sie zu häufig auf Nahsicht fokussiert, wird die Entwicklung einer Kurzsichtigkeit nachweislich gefördert. Extrem ungünstig sind aus Sicht der Forscher*innen deswegen portable Spielcomputer und Handys, weil sie dicht vors Gesicht gehalten werden. Doch das allein macht nicht kurzsichtig, sondern die Tatsache, dass man es drinnen über mehrere Stunden bei künstlicher Beleuchtung macht.[60]

Der australische Forscher Ian Morgan von der Universität Canberra appelliert deswegen an alle Eltern: *„Schickt eure Kinder regelmäßig nach draußen"*, und zwar jeden Tag. Dort herrschen 10.000 Lux, drinnen in Kinderzimmern oder Klassenräumen sind es dagegen nur 500 Lux. Um das Risiko für Kurzsichtigkeit effektiv zu reduzieren, empfiehlt der Forscher, dass Kinder mindestens drei Stunden pro Tag hellem Tageslicht ausgesetzt sein müssen, denn das schützt die Augen vor übermäßigem Wachstum. Also mehr Spielplatz und Natur und weniger Smartphone!

Australische Forscher gehen schon jetzt davon aus, dass weltweit etwa 2,5 Milliarden Menschen unter Kurzsichtigkeit leiden. Werde nichts dagegen unternommen, könnten es im Jahr 2050 über 4,7 Milliarden sein. Eine durchaus realistische, aber auch beängstigende Prognose im Smartphone-Zeitalter, finde ich.

Schaut man sich die Freizeitgewohnheiten der Kinder und Jugendlichen an, die ja gern drinnen bei mangelhafter Beleuchtung vor ihren Geräten abhängen und auch im Schul- oder Studienalltag drinnen dauerhaft mit Naharbeit beschäftigt sind, dann wird eins klar. Sie schauen viel häufiger und vor allem länger in die Nähe, als wir das früher getan haben.

Hinzu kommt, dass die, die drinnen regelmäßig auf die Bildschirme ihrer Laptops schauen, immer jünger werden. Teilweise sind sie gerade mal drei Jahre alt. Ein Alter, in dem man eigentlich die meiste Zeit des Tages draußen beim Spielen verbringen sollte und das früher auch getan hat. Das passiert in unserer modernen Gesellschaft aber leider viel zu selten. Wie häufig erlebt man es, dass man an Kinderspielplätzen vorbeikommt, die zwar toll ausgestattet sind, denen aber doch eins fehlt: Kinder.

Also, weniger ist besser und wenn man liest oder am Bildschirm arbeitet, sollte man Experten*innen zufolge auf eines Acht geben: genug Abstand. Vom Auge zum Buch mindestens 30 cm, zum Bildschirm mindestens 50 cm.

Ist die Kurzsichtigkeit sehr früh ausgebrochen und schreitet rasch voran, besteht laut der Forscher*innen ein erhöhtes Risiko für Netzhautschäden und damit ein möglicherweise völligen Verlust des Augenlichts. Auch andere schwere Augenkrankheiten wie der grüne und graue Star oder Ödeme in der Makula, dem Bereich des schärfsten Sehens, können zusätzlich entstehen und zu schweren Sehbehinderungen führen.

In Asien – z. B. China – hat man versucht, dem wachsenden Problem zu begegnen, indem man Wände und Decken von Klassenzimmern verglast hat, damit mehr Tageslicht in die Unterrichtsräume gelangt. Der australische Forscher Ian Morgan hat an anderen Schulen in China getestet, was passiert, wenn Kinder für eine gewisse Zeit Unterricht im Freien bekommen oder ihre gesamte Pausenzeit draußen unter freiem Himmel verbringen, wo sie die Chance haben, auch in die Weite zu schauen. Bei beiden Untersuchungen kam man zu dem Ergebnis, dass die Maßnahmen den Anteil an kurzsichtigen Kindern nach einer bestimmten Zeit deutlich reduzierten. Schon 45 Minuten täglich im Freien beugen der Kurzsichtigkeit wirksam vor.[61]

Wissenschaftler auf der ganzen Welt bemühen sich zudem, Therapien und Medikamente zu entwickeln, mit denen es gelingen könnte, Kurzsichtigkeit abzuwenden oder ihren Schweregrad wenigstens zu vermindern.

Solange es die jedoch nicht gibt, ist der beste Rat an die Eltern: Schickt die Kinder raus, allerdings ohne Smartphone. Motiviert sie, sich draußen zu bewegen, Sport zu machen, Fußball zu spielen und dabei den Horizont nicht aus den Augen zu verlieren.

Wir können doch nicht sehenden Auges in die Katastrophe steuern, dann kämen auch auf uns ziemlich hohe volkswirtschaftliche Kosten zu.

22.
Verhaltensmanipulation in Zeiten von Corona

Nur wenige Wochen, nachdem ich mich mit den neuen PISA-Ergebnissen beschäftigt hatte, stürzt auf die Welt eine globale Krise ungeahnten Ausmaßes ein, die sich keiner von uns so je hätte vorstellen können und die uns auf eine Art und Weise herausfordert, wie wir es noch nie erlebt haben.

Anfang Januar 2020 erfährt die Menschheit von einem neuartigen hochansteckenden Coronavirus, SARS-CoV-2. Das Virus ist verwandt mit dem Erreger der SARS-Pandemie von 2002/2003 und wird die Welt lange in Atem halten. Nur im Januar ahnt das noch keiner so richtig. Die Weltgesundheitsorganisation WHO nennt die neue Lungenkrankheit Covid-19. Eine Lungenkrankheit, die nach nur drei Monaten weltweit mehr als 380.000 Menschen infiziert und 16.500 Menschen das Leben genommen hat. (24.03.2020 WHO)

Zwei Monate später im Mai sind es weltweit bereits mehr als 4 Millionen bestätigte Infizierte und mehr als 300.000 Tote.[62]

Doch das ist noch lange nicht der Höhepunkt, die Zahlen werden in den kommenden 15 Monaten weiter exponentiell steigen. Im August 2021 ist das Virus in mehr als 190 Ländern nachgewiesen, mehr als 213,9 Millionen Menschen haben sich weltweit mit dem Virus angesteckt und mehr als 4,4 Millionen sind im Zusammenhang mit dem Virus gestorben.[63]

Das Beängstigende an dieser Krankheit: Sie verbreitet sich am Anfang, als noch keine entsprechenden schnellen Schutzmaßnahmen eingeführt worden waren, mit einer unvergleichlichen Dynamik. Die ersten 100.000 stecken sich in 67 Tagen an, die nächsten innerhalb von 9 Tagen, das letzte Drittel in nur vier Tagen, laut Robert Koch-Institut, Stand 23.03.2020.

Die ersten Fälle werden aus China gemeldet, aus der Stadt Wuhan, allerdings erst Wochen später, nachdem das hochansteckende Virus dort aufgetaucht und sich bereits verbreitet hat, erfährt der Rest der Welt davon. Binnen weniger Tage und Wochen schnellen die Zahlen von Infizierten exponentiell nach oben. Den chinesischen Behörden bleibt nur der totale Shutdown, um das Problem in den Griff zu kriegen. Millionenstädte werden abgeriegelt, der Luftverkehr eingestellt, Geschäfte geschlossen und eine strikte Ausgangssperre durchgesetzt.

Zunächst beobachten wir Europäer die Geschehnisse aus der Ferne. Wir werden natürlich über Social Media, aber auch die linearen Kanäle in allen Einzelheiten über den Verlauf der Epidemie informiert. Doch schon nach kurzer Zeit dehnt sich die Epidemie auch auf andere Länder aus und entwickelt sich damit zu einer Pandemie, denn das Virus, müssen wir feststellen, kennt keine Grenzen.

Verharmlosen, verdrängen, kleinreden. Das ist zunächst die Antwort der Europäer, auch als bereits die ersten Fälle – eingeschleppt durch eine Chinesin – in Bayern auftreten. Doch es bleibt nicht bei ein paar Einzelfällen in Bayern. Nur wenige Wochen später sind bereits in allen Bundesländern Coronafälle zu verzeichnen und damit wird aus einem zunächst lokalen Problem doch ein bundesweites, dass die Politik vor ganz neue Herausforderungen stellt.

In dieser Phase zeigt sich der Einfluss digitaler Medien und wie sich Menschen auch in einer solch ernsten und unsicheren Lage manipulieren lassen.

Schon nach kurzer Zeit tauchen erste Verschwörungstheorien in den sozialen Netzwerken auf.

Die Epidemie – heißt es – sei eine biologische Waffe. Im Labor entwickelt und bewusst in China verteilt worden, um später den Impfstoff teuer verkaufen zu können. Es solle im Internet sogar Patente auf das Virus geben. Andere behaupten, die Krise sei eine

Strafe Gottes oder Handystrahlung sei verantwortlich für den Ausbruch in Wuhan. Es gibt sogar Verschwörungstheoretiker*innen, die die Existenz des Virus komplett leugnen. Das werden sie auch noch fast zwei Jahre später tun, wenn die vierte Ansteckungswelle die Welt im Griff hat und die Todes- und Infektionszahlen schwindelerregend hoch sind.

Die Tatsache, dass das Coronavirus auch unter Experten*innen und Virologen*innen noch viele Fragen offenlässt und ein gewisses Maß an Unsicherheit und Unwissenheit herrscht, sie sich nur langsam ein besseres Verständnis über das Virus verschaffen können, lässt viel Freiraum für Verschwörungstheorien, aber auch für Menschen, die absurde und zum Teil lebensgefährliche Tipps verbreiten. Z. B. Bleichmittel zu trinken, um das Virus zu bekämpfen. US-Präsident Trump twittert sogar, sich Desinfektionsmittel zu spritzen oder sich UV-Strahlung auszusetzen, weil die angeblich das Virus abtötet.

Auch Influencer*innen machen sich ans Werk und verharmlosen das Problem und viele glauben und liken ihre Posts millionenfach. Auch zahlreiche Fake News geraten in Umlauf und verbreiten sich wie ein Lauffeuer. Beispielsweise die angebliche Warnung der Universitätsklinik Wien, man solle kein Ibuprofen einnehmen, wenn man Erkältungssymptome verspürt, weil der Wirkstoff die Verbreitung des Coronavirus im Körper beschleunigt und einen schweren Krankheitsverlauf begünstigt. Auch mich erreicht diese Sprachnachricht auf WhatsApp und für einen kurzen Moment gerate ich in Versuchung – aufgrund der seriösen Quelle – an die Info zu glauben, denn zu diesem Zeitpunkt hat die Unsicherheit und Panik in Europa schon ein solches Ausmaß angenommen, dass die Menschen empfänglich sind für diese Art von Informationen.

Glücklicherweise kommt nur wenige Minuten später das Dementi des Universitätskrankenhauses in Wien. Sie stellen klar, dass die Info nicht stimmt und eine Falschnachricht ist.

Am Anfang wird sich auch lustig gemacht über Corona. Da kennt die Kreativität der Menschen kaum Grenzen. Und außerdem wird auch zu feuchtfröhlichen Corona-Partys im Netz aufgerufen.

Leider bleibt es nicht bei dem Aufruf selbst, nein, viele junge Menschen setzen ihn wirklich in die Tat um, treffen sich in Gruppen und verbreiten das Virus unbemerkt fröhlich weiter. So viel zu den Nachteilen der digitalen Welt in einer so herausfordernden Zeit.

Auch hier kann man wieder Parallelen zum Klimawandel ziehen, denn auch bei diesem Thema gibt es Menschen, die die Klimakrise leugnen und ihre wahnwitzigen Vorstellungen und Fake News über Social Media verbreiten. Sie schaffen es mit ihrer überzeugenden Kommunikation tatsächlich, dass Menschen ihre Ansichten übernehmen und ihren umweltschädigenden Lebensstil fortsetzen.

Es gibt aber natürlich – wie immer im Leben – auch Vorteile bzw. positive Aspekte im Zusammenhang mit der Nutzung digitaler Medien in einer Krise. So problematisch es ist, wenn über die sozialen Medien Unwahrheiten verbreitet werden, so hilfreich kann es in Krisenzeiten sein, zeitnah und ausführlich über den Verlauf einer Pandemie informiert zu werden.

Die seriöseren öffentlich-rechtlichen und privaten Medien reagieren sowohl in Deutschland als auch in Norwegen schnell mit einem speziellen Corona-Eilmeldungsticker und speziellen Apps, die alle wichtigen Infos immer aktualisieren, Hintergründe und Erklärungen, Tipps zum Verhalten oder möglichen finanziellen Hilfen etc. liefern. So konnte ich mir täglich einen Überblick verschaffen, wie sich die Lage in meiner neuen Heimat entwickelt und was das für uns als Familie bedeuten könnte.

Während im Januar der Alltag noch funktionierte und ich regelmäßig als Skilehrerin Grundschulkinder unterrichte, überschlagen sich schon im Februar in Teilen Europas die Ereignisse. Nachdem die Frühjahrsferien Mitte Februar in Norwegen vorbei sind, vergeht noch genau eine Woche, bis die Coronawelle über das Land rollt, denn hunderte von Norwegern sind noch in die Alpen zum Skifahren gereist, was dem Land kurz danach das Genick bricht. Warum? In Italien wütet das Virus bereits so heftig, dass Infektions- und Todeszahlen rasant steigen. Innerhalb kürzester Zeit stößt das italienische Gesundheitssystem an seine Grenzen und kollabiert. Auf eine solche Krise ist kaum einer vorbereitet. Kliniken können auch die entsprechenden Kapazitäten an Intensivbetten und Sauerstoffgeräten nicht mehr zur Verfügung stellen.

Italienische Ärzte geraten in die schier unvorstellbare und schwer belastende Situation, entscheiden zu müssen, wer überleben darf und ein Sauerstoffgerät bekommt und wen man sterben lässt, allein und hilflos.

Trotz dieser schrecklichen Entwicklungen rauschen noch viele Europäer in Österreich fröhlich die Pisten runter und feiern am Ende eines schönen Skitages Massen-Après-Ski-Partys, auf denen das Virus ungehemmt seine Runde macht.

Der unsichtbare Feind Covid-19 hat die Alpengrenzen zwischen Italien und Österreich bereits überschritten, ohne dass es jemand mitbekommen hat.

Und so reisen zehntausende, nichts ahnende Menschen unbeschwert und erholt in ihre europäischen Heimatländer zurück und erleben nur wenige Tage später eine extreme Zunahme der Corona-Fallzahlen – oder aber die Krankheit am eigenen Leib.

23.
Informations-Dauerbeschuss am Smartphone

In Norwegen taucht der erste offizielle Fall am 27. Februar auf. Gut eine Woche läuft noch alles normal weiter. Dann wird deutlich, dass sich Norwegen durch die Österreich-Heimkehrer das Problem auch ins Land geholt hat. Ab dem 9. März ändert sich die Corona-Nachrichtenlage täglich – sogar fast stündlich – mit entsprechenden Ankündigungen der norwegischen Regierung, die das Land langsam herunterfährt.

Schulen, Geschäfte, öffentlicher Nahverkehr, Sportveranstaltungen sowie Trainingstermine, alles wird nach und nach geschlossen. Es sind auch keine Reisen mehr zu den Freizeithütten erlaubt, kein Skilaufen mehr, keine Fahrten mehr von einer in die andere Kommune, kein Flug- und Fährverkehr und schließlich werden auch die Grenzen komplett geschlossen.

Ich hänge ununterbrochen an meinem Smartphone und verfolge die Eilmeldungen, die mich über aktuelle Maßnahmen in Kenntnis setzen. Gleichzeitig spüre ich, wie nervös und unruhig mich das ständige Schauen auf das Handy in dieser Ausnahmesituation macht. Meine Konzentration auf andere Dinge geht spürbar zurück, ich bin schneller gereizt und kann mich der Sucht, immer wieder neue Nachrichten zu recherchieren, kaum entziehen. So müssen sich Kinder und Jugendliche im normalen Alltag fühlen, wenn ihre Hirne ständig mit neuen Informationen gefüttert werden. Jetzt, in dieser besonderen Lage, ist die Informationsgewinnung natürlich von Vorteil, trotzdem sind die negativen Begleiterscheinungen spürbar.

Dank der Facebook-Seite der Deutschen Botschaft erfahren wir gerade noch rechtzeitig, dass die deutschen Behörden für deutsche Reisende und deutsche Staatsangehörige, die zurück in ihr Heimatland wollen, in Abstimmung mit den norwegischen und dänischen Behörden eine Sonderreglung durchgeboxt haben. Und so kommen wir doch noch raus aus dem Land und halten uns für die Dauer des europaweiten Corona-Lockdowns in Deutschland auf. Dieses Beispiel offenbart aber auch mal wieder: Ohne Facebook geht es in Norwegen nicht, sonst hätten wir diese wichtige Info nicht bekommen, denn ihre Informationen auf der Internetseite hatte die Deutsche Botschaft nicht aktualisiert.

Die soziale Isolation, die uns mehrere Monate beschäftigen wird, führt dazu, dass die sozialen Netzwerke förmlich explodieren mit Corona-News und Appellen an unsere Vernunft.

Offensichtlich brauchen Menschen genau diese Form der Kommunikation heutzutage, um sich eine Meinung bilden und einen Standpunkt vertreten zu können.

Unter dem # *„wir bleiben Zuhause“* versuchen zahlreiche Promis, Menschen davon zu überzeugen, die Situation ernst zu nehmen und den politischen Maßnahmen zu folgen.

In diesem Fall sind die sozialen Medien tatsächlich von Vorteil, weil sie schnell und zeitnah wichtige Infos mit einer enormen Reichweite weitergeben. Auf der anderen Seite machen auch die klassischen Medien einen guten Job und da könnte man berechtigterweise durchaus die Frage stellen, ob diese Form der täglichen Berichterstattung nicht ausreichen sollte, sich ein Bild von der Lage zu verschaffen und Appelle der Politiker*innen und Ratschläge ernst zu nehmen.

Privatpersonen, wie ein niedersächsischer Bäcker, nutzen das Netz in dieser Zeit, um ihre persönlichen Schicksale mitzuteilen. Der Bäckermeister postet ein sehr emotionales Video auf Instagram, in dem er auf seine verzweifelte wirtschaftliche Lage aufmerksam macht und seine Kunden um Unterstützung in der aktuell sehr schwierigen Zeit bittet. Vier Millionen-mal wird das Video geteilt. Eine Politikerin aus Mecklenburg-Vorpommern, die sehr ernst an Covid-19 erkrankt ist, dreht in der Klinik mit ihrem Handy ein Kliniktagebuch, das sie postet. Ihr Ziel: Menschen klarzumachen, wie schlimm die Krankheit ist und dass man sie auf keinen Fall unterschätzen sollte. Die Frau überlebt Corona, wird aber auch nach ihrem Klinikaufenthalt noch Wochen brauchen, um zu ihrer alten Leistungsfähigkeit zurückzukehren.

Doch nicht nur die sozialen Medien füllen jetzt die Lücke, die durch die soziale Isolation entstanden ist. Auch Netflix ist ein Krisengewinner. Weil die Menschen zu Hause bleiben müssen, erlebt der Video-Streaming-Dienst einen nie dagewesenen Kundenansturm. Millionen schließen weltweit neue Abos ab.[64]

Das führt in Europa dazu, dass viele Netze schnell überlastet sind, an ihre Kapazitätsgrenzen stoßen und kurzzeitig sogar zusammenbrechen. Die Schweiz, in der das Nutzerverhalten auf Video-Streaming-Diensten um 79 Prozent durch die Coronakrise angewachsen ist – zum Vergleich in Deutschland sind es etwa 45 Prozent, in Spanien dagegen 187 Prozent –, droht sogar mit einem Netflix-Stopp. Der Konzern reagiert, ähnlich wie YouTube, und drosselt Mitte März die Bildqualität in Europa. YouTube verständigt sich mit der EU-Kommission darauf, seine Videos für die kommenden 30 Tage statt in HD-Qualität in Standard-Qualität zu übertragen. Das reduziert Datenmengen und entlastet damit den Datenverkehr, denn schließlich haben die Kommunikationsnetze ja auch noch einen wachsenden Anteil an Homeoffice und damit verbundenen Videokonferenzen sowie digitalen Schulunterricht sicherzustellen. Und damit das gewährleistet ist und die Daten verlässlich fließen können, hat man sich auf diesen Kompromiss geeinigt.[65]

Stark angestiegener Netflix-Konsum, explodierende Social-Media-Nutzung, dazu stundenlanger digitaler Unterricht: In Coronazeiten steigen nicht nur die Corona-Fallzahlen exponentiell, auch die Bildschirmzeiten der Kinder und Jugendlichen liegen schon jetzt deutlich über dem sonst schon viel zu hohen Durchschnittskonsum.

Bei allen Vorteilen, die die digitale Vernetzung in diesen Krisenzeiten bringt, sollte uns das nachdenklich stimmen.

Zu diesem Zeitpunkt ahne ich bereits durch die Erfahrungen mit meinen eigenen Kindern, dass sich das Medienverhalten der jungen Menschen durch die Pandemie noch einmal stark verschlimmern wird – mit all den negativen Nebenwirkungen, die ich hier in dem Buch ja bereits angesprochen habe, wie z. B. Bewegungsmangel, Stubenhockerei, Mobbing, Vereinsamung, Übergewicht etc. Nur wenige Monate später wird meine Vermutung tatsächlich durch eine Studie der Krankenkasse DAK Gesundheit wissenschaftlich belegt. Doch darauf werde ich gezielt im nächsten Kapitel eingehen.

Mit meinem jüngsten Sohn hatte ich dazu gestern ein sehr aufschlussreiches Gespräch. Seit etwa sechs Wochen läuft sein Unterricht nur noch digital ab. Er sitzt hier in Deutschland, seine Mitschüler*innen aus der achten Klasse und die Lehrer*innen seiner norwegischen Schule sitzen bei sich zu Hause und sind ebenfalls online. Jeden Tag zwischen sechs und sieben Stunden. Und das ist schließlich nur die reine Lernzeit ohne Social Media am Abend, um noch mal mit Freunden zu quatschen.

Bei ihm stellt sich mittlerweile ein gewisser Grad an Erschöpfung, Antriebs- und Lustlosigkeit ein. Mehrere Stunden auf den Computer zu schauen, Zoom-Konferenzen abzuhalten und parallel noch Online-Chats zu verarbeiten, sagt er, ist anstrengend, ermüdend und demotivierend und löst bei ihm auch immer mal wieder Kopfschmerzen aus. Ihm, der mich sonst im Alltag ja gern fragt *„kann ich mal kurz“*, kommt Homeschooling derzeit gar nicht entgegen. Verzweifelt gesteht er mir, dass es ihn sogar eher dazu verleitet, sich selbst zu betrügen. Soll er in Englisch oder Spanisch einen Text schreiben, greift er nicht etwa auf sein gelerntes Vokabular zurück, sondern bemüht den Google-Translator. Arbeitspausen überbrückt er offensichtlich mit YouTube-Videos. Stift und Papier bleiben ungenutzt auf dem Schreibtisch liegen, die Bücher verstauben im Regal.

Einige seiner Klassenkameraden spielen sogar während des Unterrichtes Computer-Spiele, denn schließlich kann das ja keiner kontrollieren. Selbstkontrolle und eigenverantwortliche Arbeitsorganisation Fehlanzeige!

Online-Texte und damit verbundener Wissenstransfer kann er sich nicht einprägen. Er brauche Bücher, um sich Inhalte merken zu können, sagt er. Wenn er digital mit Texten arbeitet und Fragen dazu beantworten soll, dann nutzt er „*Copy & Paste*“ und holt sich die entsprechende Antwort direkt aus dem Text oder Wikipedia und fügt sie hinter der gestellten Frage ein, anstatt sich die Mühe zu machen, die Antwort auf die Frage in seinen eigenen Worten zu formulieren. Besser wäre es eigentlich, Aufgaben und Fragen handschriftlich in einem Schulheft zu bearbeiten.

Lernwert gleich null, so lautet sein eigenes Fazit. Den Online-Unterricht empfindet er als unorganisiert und unstrukturiert. Es wird nicht kontrolliert, wer was macht, mit vielem werde man allein gelassen und man könne sich viel zu leicht ablenken. Interessante Selbsteinschätzung!

Auch aus dem Freundeskreis meines älteren Sohnes, die bereits studieren und wegen der Coronakrise aus dem Präsenz- in den Online-Modus wechseln mussten, höre ich ähnliche Einschätzungen. Viele Studenten*innen – vor allem die Erstsemester – leiden unter dem Chaos, der Einsamkeit und dem manchmal auch schlechten Netz, das sie zu Hause haben. Digital zu studieren, scheint alles andere als hip zu sein. Gerade die Praxisanteile, wie Laborarbeiten in naturwissenschaftlichen Fächern oder Lehrproben im Fach Sport, können digital nun mal nicht ersetzt werden. Persönliches Feedback bleibt aus, das für die Motivation eines jeden unerlässlich ist. Viele sagen, sie schaffen weniger und finden das digitale Studieren belastender.

Mein Sohn, der ein Medizinstudium in Berlin begonnen hat, hat mir erzählt, dass die Dozenten online häufig zu schnell von einer zur anderen Folie wechseln, kaum Raum für Nachfragen und zu wenig Zeit zum Mitschreiben besteht. Er sehnt sich nach einem normalen Studentenalltag, in dem er auch endlich die Möglichkeit bekommt, seine Kommilitonen*innen persönlich kennenzulernen.

Die jungen Menschen fühlen sich ausgebremst, vergessen und um wertvolle Lebenszeit betrogen. Sie stecken fest, ohne heute bereits abschätzen zu können, welche Perspektiven sie überhaupt haben werden.

24. Corona-Lockdown verschärft Medienkonsum der Kinder

Nun braucht es ja immer längere Betrachtungszeiträume, um Entwicklungen durch Studien nachweisen zu können. Was sich im März/April schon abzeichnete, der explodierende Social Media und Netflix-Konsum, wurde Ende Juli tatsächlich anhand von Zahlen in der repräsentativen Studie „Medienkonsum 2020 – Gaming und Social Media in Zeiten von Corona" nachgewiesen. Studien-Initiatoren waren die Krankenkasse DAK Gesundheit und Forscher des Deutschen Zentrums für Suchtfragen des Kindes- und Jugendalters am Universitätsklinikum Hamburg-Eppendorf, kurz UKE. Teilgenommen hatten Kinder und Jugendliche zwischen 10 und 17 Jahren aus rund 1.200 Familien.

Erste Daten wurden schon im September 2019 erhoben, vor Corona. Ziel der Studie war es, ihre Nutzungszeiten zu untersuchen, um herauszufinden, bei wie vielen von ihnen ein riskantes bzw. pathologisches – also gestörtes – Spielverhalten vorliegt.

Von riskantem Medienkonsum sprechen Experten*innen laut WHO unter anderem, wenn Kinder täglich rund drei Stunden mit Onlinespielen beschäftigt sind und zusätzlich noch drei Stunden Social Media nutzen. Pathologisch wird es, wenn die Gesamtzeit auf acht Stunden steigt und das Kind gänzlich die Kontrolle verliert, andere Lebensinhalte und Alltagsaktivitäten stark vernachlässigt und sein Verhalten trotz negativer Folgen fortsetzt.[66]

Damals zeigten zehn Prozent in dieser Altersgruppe, fast 700.000, ein riskantes Spielverhalten im Internet. Bei rund 2,7 Prozent lag sogar ein gestörtes, sozusagen krankhaftes Spielverhalten vor. Dabei wurde laut Rainer Thomasius, Leiter des Deutschen Zentrums für Suchtfragen des Kindes- und Jugendalters am UKE, deutlich, dass Jungs häufiger von gestörtem Spielverhalten betroffen sind als Mädchen. Die meisten Studienteilnehmer*innen erklärten schon damals, dass Langeweile und das Bedürfnis, Freundschaften zu pflegen, dazu führt, dass sie viel an den Geräten hängen. Ein Drittel erklärte aber auch, dass sie mit der Nutzung der Geräte, der Realität und dem Stress entfliehen wollen.

Während Corona verschlimmerte sich die Situation natürlich. Weil die Kinder nicht mehr zur Schule konnten, auch ihre Freizeitaktivitäten auf Eis lagen, Freunde nicht treffen konnten und die meiste Zeit in den eigenen vier Wänden abhingen, verstärkte sich natürlich das Gefühl von Langeweile, Einsamkeit und das Bedürfnis, mit Freunden in Kontakt zu treten, noch einmal erheblich. Das gaben dann auch die Zahlen wieder. Befragt wurden die gleichen Familien, die auch schon im Herbst zur Mediennutzung ihrer Kinder Angaben gemacht hatten.

Im Corona-Lockdown griffen die Kinder nicht nur häufiger zu ihren Geräten, auch die Nutzungsdauer war extrem gestiegen. Bei Onlinespielen hatte sie im Vergleich zu der Zeit vor Corona – also seit September 2019 – um sagenhafte 75 Prozent zugenommen. In Minuten ausgedrückt: Vor Corona waren es durchschnittlich werktags rund 79 Minuten, die gespielt wurden, während des Lockdowns 139 Minuten, also mehr als 2 Stunden. Am Wochenende lagen die Spitzenzeiten sogar bei 193 Minuten.

Untersucht hatten die Forschenden aber nicht nur die Nutzung von Computerspielen, sondern auch die Social-Media-Aktivitäten der jungen Menschen. Eine pathologische – also krankhafte – Nutzung wurde rund 170.000 Mädchen und Jungen attestiert, also bei 3,2 Prozent.

Durch den Corona-Lockdown sind auch die Social-Media-Zeiten stark gestiegen.

In den sozialen Netzwerken haben sich Kinder und Jugendliche werktags durchschnittlich 66 Prozent länger aufgehalten als sonst.

Auch hier sind die Minutenangaben sehr aufschlussreich. Während Corona waren die Kids rund 193 Minuten täglich in den sozialen Medien unterwegs, vor Corona waren es nur 116 Minuten. An den Wochenenden steigerte sich die tägliche Verweildauer sogar auf 241 Minuten am Tag.

Das sind vier Stunden, ein Grundschulalltag. Und das wissen wir auch alle, es sind Zahlen, die den Online-Unterricht, der auch noch stattfand, ja gar nicht einschließen.

Interessant: Gerade Eltern, die ja eigentlich Vorbilder für ihre Kinder sein sollten, hatten sich während des Lockdowns nicht besser verhalten und ihre Nutzungsdauer auch erhöht, allerdings nicht auf einem ganz so hohen Niveau wie ihre Kinder. Und 50 Prozent der Eltern gaben außerdem an, dass sie trotz des erhöhten Konsums ihrer Kinder keine zeitlichen Regeln aufgestellt hatten. Wahrscheinlich – vermute ich – weil sie Konflikten in einer ohnehin schon angespannten Phase aus dem Weg gehen wollten.

Für die Experten*innen waren die Zahlen alarmierend, denn wenn sich die Kinder an einen solch hohen Konsum gewöhnen, könnte sich durch die Pandemie auch die Suchtgefahr erhöhen, warnten sie. Nach der Veröffentlichung haben sie deswegen auch ein Frühwarnsystem eingefordert, das etabliert werden sollte, damit das Abgleiten eines Kindes in die Sucht rechtzeitig erkannt wird.

Zunächst wollen sie ein Pilotprojekt dazu in fünf Bundesländern – in Bremen, Nordrhein-Westfalen, Sachsen, Sachsen-Anhalt und Thüringen – starten zusammen mit dem Berufsverband der Kinder- und Jugendärzte. Geplant ist eine zusätzliche Früherkennungsuntersuchung beim Kinderarzt im Rahmen der Vorsorgeuntersuchungen einzuführen, die das Spiel- und Onlineverhalten von 12- bis 17-Jährigen im Blick hat.[67]

Auch auf Regierungsebene wurden die Alarmzeichen wahrgenommen und eine Präventionskampagne gestartet mit dem Titel „*Familie. Freunde. Follower*".[68]

Die Drogenbeauftragte der Bundesregierung, Daniela Ludwig, lehnt digitale Medien, für Spaß und Spiel zu nutzen, nicht generell ab, fordert die Eltern aber auf, klare Regeln und Grenzen zu setzen und nicht zu vergessen, dass man als Eltern in seinem eigenen

Verhalten auch vorbildlich vorangehen sollte. Der hohe Medienkonsum – so Ludwig – dürfe kein Dauerzustand sein. Die Kampagne soll Eltern und Kindern Orientierung geben und quasi ein *„hilfreicher Kompass“* sein, wie ein gesunder Umgang mit digitalen Medien auszusehen hat. Bleibt zu hoffen, dass viele die Mühen nicht scheuen werden, sich damit auseinanderzusetzen und Tipps und Ratschläge in die eigene Medienerziehung einfließen zu lassen.

Doch fertig sind die Forschenden mit ihren Untersuchungen noch nicht. Um zu erfahren, wie die Mediensucht durch geschlossene Schulen und fehlende Freizeitangebote tatsächlich dauerhaft wächst, wollen sie ihre Studienteilnehmer*innen noch einmal abschließend im Frühjahr 2021 befragen.

25.
Ein kleiner persönlicher Exkurs

Mittlerweile ist ein Jahr vergangen. Es ist der 26. August und ich jogge mal wieder auf Brønnøya. Auch meinen Alltag hat Corona durcheinandergewirbelt. Mein Buchprojekt ist ein bisschen auf der Strecke geblieben, weil ich die Zeit des Lockdowns in Deutschland verbracht habe und durch das „Homeschooling" der Kinder auch mehr gefordert war als sonst. Außerdem habe auch ich unter einer gewissen Antriebslosigkeit und leichten Stimmungsschwankungen gelitten.

Gezwungenermaßen haben wir alle – wie die Studien es im vorigen Kapitel beschrieben haben – unsere Kontakte zu Beginn der Krise hauptsächlich über Social Media gepflegt, aber schon bald haben wir gespürt, dass die sozialen Netzwerke in diesem Ausnahmezustand reale Kontakte einfach nicht ersetzen können und einen dauerhaft eher unglücklich machen. Umso schöner war es, als wir uns erstmals während der Krise wieder draußen auf Abstand im Garten mit Freunden treffen oder mit Abstand Radtouren durch die Landschaft unternehmen konnten. Im April hatten wir eine stabile Hochwetterphase mit angenehm sommerlichen Temperaturen, die solche Treffen ermöglichten und damit unser Einsamkeitsgefühl linderten.

Trotzdem hat die ungewohnte Situation vor allem auch Kindern und Jugendlichen abverlangt, ihre eigentlichen Bedürfnisse nach Bewegung und sozialen Kontakten zu unterdrücken. Um damit fertig zu werden, haben sie ihre eigenen Lösungsstrategien entwickelt.

Meine Kinder haben sich z. B. extrem zurückgezogen. Mein 13-jähriger Sohn litt unter Lust- und Antriebslosigkeit, konnte sich nur schwer konzentrieren, wenn er mit schulischen Dingen beschäftigt war. Hin und wieder bäumte er sich auch gegen von mir eingeführte Regeln auf. Die Tatsache, dass Social Media als willkommene Ablenkung wahrgenommen wurde und die Nutzungsdauer stieg, hat uns Eltern natürlich auch mehr Konflikte mit den Kindern beschert. Grenzenlosen Medienkonsum wollte ich nicht einfach zulassen.

Natürlich haben viele Kinder unterschwellig auch Ängste entwickelt, weil sie so eine lebensbedrohliche Krise noch nie erlebt haben.

Eine Umfrage der Kinderhilfsorganisation „*Save the Children*" hat ergeben, dass sich jedes zehnte Kind zu Hause einsam und unwohl fühlt.[69]

Mit den Auswirkungen von Corona auf die Psyche und die seelische Gesundheit haben sich weltweit viele Forscher*innen befasst.

Eine Untersuchung des Universitätsklinikums Hamburg-Eppendorf kam zu dem Ergebnis, dass 70 Prozent der Kinder und Jugendlichen angegeben hatten, seelisch belastet zu sein. Angst, Stress und Depressionen hatten nachweislich zugenommen. Das Risiko für psychische Auffälligkeiten hatte sich demnach verdoppelt. Viele Kinder seien seit Corona häufiger gereizt, könnten schlecht einschlafen und litten unter Bauch- und Kopfschmerzen. Wobei man an dieser Stelle erwähnen muss, dass hauptsächlich sozial schwache Familien, die auf beengtem Raum leben, von diesen Folgen betroffen waren.[70]

Nun weiß man aus der Hirnforschung ja, dass die Hirnentwicklung von Kindern und Jugendlichen untrennbar mit ihrer sozialen und gesellschaftlichen Entwicklung verbunden ist. Es kommt also darauf an, welche Möglichkeiten sie haben, sich in der Familie, in der Schule und Freizeit zu entfalten.

Um selbstständig werden zu können – das betrifft vor allem 11- bis 14-Jährige – brauchen sie Erfahrungen und Sozialkontakte außerhalb der Familie, wie z. B. mit Sporttrainern, Lehrern, und den Umgang mit Gleichaltrigen. Womit sie sich beschäftigen und mit wem sie ihre Zeit verbringen wollen, müssen sie selbst entscheiden können. Das wurde durch die Ausgangsbeschränkungen quasi außer Kraft gesetzt[71], in diesem Fall durch staatliche Verordnung. Ähnlich verhält es sich aber, wenn Kinder freiwillig nur online unterwegs sind und dann auch genau diese realen sozialen Kontakte nicht ausreichend erleben, um sich gesund entwickeln zu können.

Corona hat uns meiner Meinung nach unmissverständlich gezeigt, dass wir Menschen nun mal soziale Wesen sind, die reale Kontakte brauchen, genauso wie Berührungen und Zuwendung. Bricht all das weg, kann Social Media ganz sicher nicht die Lösung sein, um diese Lücken zu füllen. Corona ist sozusagen ein Weckruf für viele. Diese Erfahrung sollten wir mitnehmen – für uns, aber vor allem für unsere Kinder.

Viele Experten*innen haben auch schon vor Corona beobachtet, dass sich immer mehr Jugendliche in ihre eigenen vier Wände zurückziehen, vor den PC oder das Handy, mit der Schule überlastet sind und Ängste entwickeln. Tun sie das zu lange, verlieren sie in dieser so wichtigen Entwicklungsphase den sozialen Anschluss. Jetzt während Corona, sagen die Experten*innen, könnte sich dieser Zustand verfestigen und sogar noch verschlimmern. Sie könnten in ihrer Isolation verharren und ihre persönliche Entwicklung zu einem selbstständigen Leben würde damit beeinträchtigt werden. Freunde und verbindliche soziale Kontakte sind für Jugendliche in der Pubertät, aber auch für junge Menschen am Beginn ihrer Ausbildungsphase wichtige Grundlagen. Fehlen die Corona-bedingt oder durch zu viel Social-Media-Nutzung, kann die psychische Stabilität gefährdet werden.

Ich kann diese Einschätzung nur teilen, denn ich beobachte sie auch im persönlichen Umfeld. Der Hang, der Drang ist bei meinem Jüngsten immer wieder so groß, sich von dem Smartphone vereinnahmen zu lassen. Er ist für mich das klassische Beispiel, wie einfach es zum Beispiel auch für Unternehmen ist, an diese Nutzergruppe gezielt Werbebotschaften zu schicken, mit denen sie das Konsumverhalten dieser jungen Menschen triggern. Etwas, dass wirklich gar nicht mehr in unsere Zeit passt. In Zeiten des Klimawandels, wenn unnötiger Konsum besser nicht stattfinden sollte.

Meine beiden Großen versuchen, das Thema Corona möglichst aus ihrem Alltag zu verdrängen, sich nicht täglich mit all den negativen Nachrichten auseinanderzusetzen, um ihren Lebensmut und ihre Zuversicht – wie sie sagen – nicht zu verlieren. Sie haben ihren Smartphone-Konsum eher reduziert und sich dafür mehr draußen in der Natur bewegt, um positive Energie zu schöpfen.

Die Flucht in die Natur, um Stress abzubauen, sich abzulenken, zu bewegen und am Ende von all dem negativen Druck durch Corona zu erholen. Das war in dieser herausfordernden Zeit offenbar nicht nur die Strategie meiner Kinder. Mehr als die Hälfte der Jugendlichen und jungen Erwachsenen zwischen 14 und 24 Jahren hat es seit Ausbruch der Coronakrise immer häufiger ins Grüne gezogen und auch ihr Bewusstsein für Umwelt- und Naturschutz hat zugenommen. Wenigstens ein positiver Aspekt bei all den negativen Nachrichten.[72]

Corona hat uns in dieser Phase gezeigt, dass ein Smartphone reale Kontakte einfach nicht ersetzen kann und sich die Loslösung von dem Gerät sowie die Bewegung draußen in der Natur auf Körper und Geist positiv auswirken. Umso verstörender habe ich folgende Nachricht wahrgenommen: Anfang August wurde in einem NDR-Radiobeitrag berichtet, dass es jetzt in Mecklenburg-Vorpommern die ersten Strandkörbe mit Internetanschluss gibt. Da haben sich offensichtlich ein paar Visionäre verwirklicht und gemeint, auch am Strand muss man optimal digital ausgerüstet sein. Das wird die Sprachlosigkeit in der freien Natur nur weiter fördern. Strandkörbe mit Internetanschluss, eine Innovation, die mit Fortschritt, finde ich, überhaupt nichts zu tun hat.

26.
Warum Social Media unglücklich macht

Was ist eigentlich Glück und wie bekommt man möglichst viel davon? Wann bin ich unglücklich und was ist wichtig, damit ich mich glücklich fühle?

Glück ist eine sehr starke, positive Emotion verbunden mit einem dauerhaften Zustand tiefer Zufriedenheit. Jeder definiert Glück aber anders und dementsprechend ist Glück ein subjektives Wohlbefinden. Was versetzt uns in einen glücklichen Zustand? Auch das definiert jeder unterschiedlich. Ist es der Beruf, das Privatleben, mein Aussehen, ausreichend Zeit für private Hobbys, Gesundheit oder Zeit mit Freunden zu teilen? Es ist oft eine Kombination vieler verschiedener Faktoren.

Aber Glück kann man auch noch mal aus einer ganz anderen Perspektive betrachten, und zwar so, wie folgende Zitate es beschreiben:

> *„Glück ist das Einzige, was wir anderen geben können, ohne es selbst zu haben".*

> *„Das Geheimnis des Glücks liegt nicht im Besitz, sondern im Geben. Wer andere glücklich macht, wird glücklich"*

> *„Glück ist das Einzige, was sich verdoppelt, wenn man es teilt".*

Nun zielt Social Media ja selten darauf ab, Glück zu teilen. Im Gegenteil, die Plattformen sind eher der Ort, an dem Erfolg und das eigene Glück permanent zur Schau gestellt werden. Den auf Erfolg getrimmten Status-Updates und der Informationsflut an Bildern, auf denen perfekte Körper und aufregende Lebensereignisse gezeigt werden, kann man kaum ausweichen. Man wird damit förmlich ungefragt beballert. Digitaler Dauernarzissmus eben.

Doch, was macht das mit einem? Macht zu viel Social-Media-Konsum unglücklich und wenn ja, warum? Kann er vielleicht auch Depressionen auslösen oder gar verschlimmern?

Schon vor der Coronapandemie hat sich die Wissenschaft immer wieder mit diesen Fragen beschäftigt. Mehr und mehr Studien stellen fest, dass es unserer Psyche gar nicht guttut, ständig vor dem Bildschirm abzuhängen und mit Social-Media-Inhalten überschüttet zu werden.

Das hat auch eine erste Langzeitstudie herausgefunden, die kanadische Forscherinnen der Universität von Montreal durchgeführt haben. Sie kamen zu dem 2019 veröffentlichten Ergebnis, dass zu viel Social-Media-Konsum auf Instagram, Facebook und Co. und Fernsehen vor allem bei Jugendlichen depressive Symptome verstärken kann.

Über einen Zeitraum von vier Jahren haben die Psychiaterinnen das Bildschirmverhalten von fast 4000 Jugendlichen untersucht, von der siebten bis zur elften Klasse. Auf Fragebögen gaben die Untersuchungsteilnehmer an, wie viel Zeit sie täglich mit sozialen Netzwerken, TV und Computerspielen verbracht haben. Außerdem sollten sie regelmäßig Fragen zu ihrem Gemütszustand beantworten. Die Probanden*innen, die oft auf sozialen Netzwerken unterwegs waren und viel Fernsehen schauten, waren besonders anfällig für depressive Verstimmungen, Gefühle von Wertlosigkeit und wiederkehrende Suizidgedanken. Überraschend war das Ergebnis bei Videospielen: Hier stellten die Forscherinnen fest, dass häufiges Gaming mit Freunden diese negativen Effekte nicht auslöst, dafür aber ein hohes Suchtpotenzial bei Videospielen besteht.

Wie konnte es zu diesen Ergebnissen kommen? Die Erklärungen der Forscherinnen: Social Media und Fernsehen sind Medien, in denen Teenager ständig idealisierten und hochglanzpolierten Bildern – sozusagen unerreichbaren Schönheitsidealen – ausgesetzt sind. Das führt dazu, dass sie sich ständig an anderen Menschen messen. Diese ständigen Vergleiche schaden Jugendlichen aber, denn gefühlt schneiden sie immer schlechter ab als die Coolen da draußen in den sozialen Medien. Die sogenannten *„sozialen Aufwärtsvergleiche*" führen dazu, dass das Selbstwertgefühl abnimmt und negative Gefühle entstehen, die Depressionen auslösen oder verschlimmern können. Das Problem ist, dass diese negativen Gefühlslagen dann noch mal durch die Algorithmen der sozialen Netzwerke, die den Nutzern immer wieder basierend auf ihrem vorherigen Such- und Auswahlverhalten ähnliche Inhalte vorschlagen, verstärkt werden. Die Autorinnen der Studie sprechen in diesem Fall von *„selbstverstärkenden Spiralen*".[73]

Gestützt wurden diese Thesen noch einmal durch eine US-Studie, die Ende 2020 veröffentlicht wurde. Forschende der Universität San Diego hatten die Daten von einer Million US-Teenagern ausgewertet. Wer soziale Medien nicht länger als eine Stunde am Tag nutzte, war demnach am glücklichsten. Je länger die Teenager in den sozialen Netzwerken täglich unterwegs waren, desto unglücklicher und unzufriedener waren sie.

Das kann im schlimmsten Fall sogar dazu führen, dass sich junge Menschen aus purer Verzweiflung das Leben nehmen. Alarmierende Zahlen zu dem Thema kommen aus den USA; dort ist eine Untersuchung des „Center for Disease Control" zu dem Ergebnis gekommen, dass sich die Häufigkeit von Selbstmorden bei jungen Mädchen und jungen Frauen in nur acht Jahren verdoppelt hat, und zwar zwischen 2007 und 2015.

Zu viel Social-Media-Nutzung kann auch dazu führen, dass wir schlechter schlafen.[74]

Wir kennen das doch alle, was für einen stark negativen Einfluss schlechter Schlaf letztendlich auf unsere Stimmungslage haben kann.

Zu einer ähnlichen Einschätzung ist auch eine britische Studie von der Universität London gekommen. Im Rahmen der UK

Millennium Cohorty Study führen die Wissenschaftler*innen seit gut 18 Jahren regelmäßig Querschnittbefragungen an fast 20.000 Kindern und Jugendlichen durch. Auch sie haben festgestellt, dass zu viel Social-Media-Konsum die psychische Gesundheit gefährdet, vor allem bei Mädchen. Kommunizieren sie mehr als drei Stunden am Tag über diese Dienste – und das war bei mehr als zwei Fünftel aller befragten Mädchen der Fall – stieg die Depressionsrate um 26 Prozent im Vergleich zu Gleichaltrigen, die deutlich weniger auf Social Media unterwegs waren. Waren Mädchen fünf Stunden und länger mit den sozialen Netzwerken beschäftigt, stieg der Punktwert sogar um 50 Prozent.

Wer ständig chattet, einen unendlichen Strom an Videos erhält, Apps, Instant-Messenger-Dienste und soziale Netzwerke nutzt, der leidet auch häufig unter Schlafmangel, Online-Mobbing, reduziertem Selbstwertgefühl und einer gestörten Körperwahrnehmung, erklärten die Wissenschaftler*innen. Diese Faktoren begünstigten dann die Entstehung, aber auch Verschlimmerung depressiver Symptome.[75]

Von den Skandinaviern hört man immer wieder, dass sie laut Umfragen zu den glücklichsten Menschen der Welt gehören. So überrascht es nicht, dass sich auch dänische Glücksforscher die Frage gestellt haben, ob soziale Medien unglücklich machen und es eventuell besser sein könnte, auf Facebook häufiger zu verzichten. Sie führten das sogenannte Facebook-Experiment durch, an dem mehr als 1000 Probanden*innen teilnahmen. Wie ich zu Beginn des Buches bereits erwähnt habe, ist Facebook <u>das</u> Kommunikationsmittel in Skandinavien. Für 94 Prozent der Teilnehmer*innen der Studie gehörte es schon vor dem Experiment zum normalen Alltag, Facebook täglich zu nutzen. 78 Prozent von ihnen waren täglich länger als eine halbe Stunde auf der Plattform.

Nun zum Experiment: Die Studienteilnehmer wurden in zwei Gruppen aufgeteilt.

Eine Gruppe hatte die Aufgabe, Facebook eine Woche komplett zu meiden. Nach der Woche wurden sie befragt, wie sie sich fühlen. Die Antwort: Sie gaben an, glücklicher, weniger einsam als vorher und aktiver ohne Facebook zu sein. Außerdem steigerte sich durch die Abstinenz von Facebook auch ihr Konzentrationsvermögen.

Die andere Probanden-Gruppe hatte dagegen Facebook eine Woche wie üblich weitergenutzt. Bei ihnen war laut der Forscher das Stress-Level um 55 Prozent gestiegen. Warum?

Für die Wissenschaftler*innen lag der Grund darin, dass die Studienteilnehmer*innen ununterbrochen mit einem „News-Flow" überschüttet wurden, außerdem ständig Status-Updates anderer Menschen erhielten, die dazu führen können, dass der eigene Realitätssinn verloren geht. Permanent von anderen geposteter, angeblicher Erfolg verzerre die Wahrnehmung der eigenen Realität und mache neidisch. Der CEO des dänischen „Happiness Research Institute" wurde mit den Worten zitiert, *„Die konstante Nachrichtenflut, die wir auf Facebook sehen, repräsentiert bloß die oberen zehn Prozent dessen, was anderen Leuten widerfährt. Es sollte nicht als Hintergrund für die Einschätzung des eigenen Lebens dienen"*.

Deswegen der Ratschlag der Experten*innen: Weniger ist mehr! Lieber Facebook und auch andere soziale Medien häufiger für ein paar Stunden abschalten und sich ein digitales Detox gönnen, sprich eine digitale Entgiftung. Das wäre vergleichbar mit einer Diät, um die man ja auch nicht rumkommt, wenn man abnehmen und etwas für seine Gesundheit tun möchte.[76]

Ja, das ist besser. Kann ich auch nur selbst bestätigen.

Social Media frisst unsere Zeit auf.

Zeit, die wir lieber für persönliche Beziehungen aufbringen sollten.

Zeit, die wir lieber darauf verwenden sollten, tatsächliche Ziele zu erreichen und sie nicht aus den Augen zu verlieren.

Zeit, die wir auch zum Nachdenken nutzen könnten – für neue Ideen, neue Pläne und neue Abenteuer, die unser Leben bereichern können.

Unsere Kinder müssen das aber erst einmal lernen, sich von Social Media zu lösen, sich bewusst eine Auszeit zu nehmen. Auf wen sind sie an dieser Stelle angewiesen? Natürlich auf uns, uns Eltern. Wir können sie dabei konstruktiv und positiv unterstützen. Wir würden sie ja schließlich auch nicht ohne Ende essen und Adipositas entwickeln lassen.

27. Corona öffnet vielen die Augen

Mittlerweile hat das Jahr 2021 begonnen. Seit gut einem Jahr lebt die Welt in einer Ausnahmesituation und wird von einem unsichtbaren Virus gesteuert.

Die Gesellschaften bewegen sich von einem Lockdown zum nächsten. Virusmutationen sind aufgetaucht und haben die Ängste der Menschen, die Pandemie nicht so unter Kontrolle zu bekommen, dass wir zu einem normalen Alltagsleben zurückkehren können, noch einmal verschärft.

Die Coronapandemie hat uns Menschen gezeigt, wie verletzlich wir sind, und dass es Dinge gibt, die wir nicht zwangsläufig beherrschen können. jahrzehntelang haben wir die Erde und Natur beherrscht und ausgebeutet, nun schlägt sie zurück mit einer Intensität, mit der die Mehrheit der Menschen nicht gerechnet hat.

Die Pandemie wirft auch ein ganz neues Licht auf den Social-Media-Konsum und verschärft Probleme, die ohnehin schon vorher existiert haben. Sie macht sie im Prinzip sichtbarer.

Besonders stark leiden vor allem die jungen Menschen, denn sie verlieren ihre Orientierung und sehen sich mit Perspektivlosigkeit konfrontiert.

Durch die Einschränkungen ihrer sozialen Kontakte im Alltag sind sie jetzt ja quasi gezwungen, noch mehr Social Media zu nutzen, um überhaupt irgendwie Kontakt mit anderen zu haben. Einsamkeit ist ein Zustand, den viele durchleben und auf den sie in dieser extremen Weise kaum vorbereitet sind, den viele aber auch schon vor Corona kannten. Es ist nicht mehr zu leugnen, immer mehr junge

Menschen fühlen sich einsam, auch in diesem Zusammenhang sprechen Experten*innen bereits von einer Epidemie. Einer Epidemie im Verborgenen, denn nicht jeder spricht ehrlich und offen darüber.

Bei einer Umfrage, die 2019 durchgeführt wurde, gaben zwischen den 18- bis 29-Jährigen 23 Prozent an, unter Einsamkeit zu leiden, bei den 30- bis 39-Jährigen waren es 24 Prozent.[77] Das war vor Corona!

In Großbritannien gibt es seit 2018 sogar schon ein Ministerium für Einsamkeit, dass sich mit dem zunehmenden Problem beschäftigt. Wie fühlt sich Einsamkeit an? Meine Kinder beschreiben es als *„Eine dumpfe Leere, wie ein Loch im Bauch"* oder *„Wie eine schwere kalte Decke, die auf einem liegt und einen traurig macht"*.

Die sozialen Medien sorgen dafür, dass sich Menschen tatsächlich immer einsamer fühlen.

Perfekte Selbstinszenierung in einer perfekten Parallelwelt generiert ohne Ende Follower. Doch, was bringen einem 100e Freunde auf Facebook, die ich eh nicht kenne und anrufen kann, wenn es mir schlecht geht und ich jemanden zum Reden brauche, die ein Bild von mir haben, dass gar nicht der Realität entspricht, weil ich mich vermarkte wie ein Konsumgut? Wir brauchen Nähe und müssen das auch zugeben. Sich in die sozialen Netzwerke zurückzuziehen, löst das Problem nicht. Im Gegenteil: Einsamkeit ist ein Gefühl, das uns krank machen kann, denn wir sind und bleiben soziale Wesen, die Gemeinschaft und Zusammenhalt brauchen.

Und trotzdem mutieren wir Menschen immer mehr zu Einzelkämpfern, ordnen uns der Leistungsgesellschaft unter und nutzen die sozialen Netzwerke für die Selbstvermarktung, weil das alle machen, bekommen wir schnell das Gefühl: Mach ich nicht mit, bleibe ich auf der Strecke.

Die junge Autorin Diana Kinnert bringt es auf den Punkt:

In einem Fernsehinterview erklärt sie, dass man als einsamer Mensch das Gefühl hat, sozial inkompetent zu sein und nicht auszureichen. Sie hat ein Buch über dieses Problem geschrieben, mit dem Titel *„Die neue Einsamkeit"*. Sie hat sich mit dem Widerspruch beschäftigt, wie es sein kann, dass eine Generation, die so extrem vernetzt und ständig erreichbar ist, wie es vor ihr noch keine andere Generation war, von Einsamkeit immer mehr betroffen ist.

Nun leben wir mit Corona und alles ist noch schlimmer geworden. 2020 wurde wieder eine Umfrage zum Thema Einsamkeit gemacht. Diesmal sagten rund 60 Prozent der 15- bis 30-Jährigen, dass sie sich einsam fühlen, 68 Prozent leiden außerdem an Zukunftsängsten.

Wenn Menschen unter Einsamkeit leiden, ist das ein wirklich ernst zu nehmendes Problem, gegen das man aktiv ankämpfen sollte, denn eine Studie in den USA ist zu dem Ergebnis gekommen, dass durch Einsamkeit die Sterbewahrscheinlichkeit um 26 Prozent steige.[78]

Auch in Norwegen ist die tägliche Bildschirmzeit von Kindern und Jugendlichen – genauso wie in Deutschland und anderen Teilen der Welt – förmlich explodiert. Auch hier kommen Probleme zutage, die verstören und mit denen sich die Medien jetzt verstärkt auseinandersetzen. Vielleicht gerade deshalb, weil ein Leben ohne Smartphone und Bildschirm derzeit unvorstellbar ist, aber gleichzeitig offenbart, wie schädlich es für die Gesundheit, die Entwicklung der jungen Menschen und die Gesellschaft im Allgemeinen sein kann.

Erst kürzlich wurde im A-magasinet der norwegischen Tageszeitung „Aftenposten" aufgedeckt, dass immer mehr junge Menschen in Norwegen dunkle Tage und Momente ihres Lebens, die sie gerade jetzt durch Corona durchleben, im Netz via Snapchat mit anderen teilen. Oft sind es verletzbare, anfällige Jugendliche, die im Netz nach Hilfe und Unterstützung förmlich schreien. Sie posten sich im Rausch, sie posten Gewalt oder Selbstverletzungen. Tausende folgen ihren Profilen sogar. Unter den Follower*innen sind häufig auch junge Menschen, die ähnliche Probleme haben. Die Zeitung „Aftenposten" hat 32 Snapchat-Profile näher untersucht. Auf einigen Profilen werden auch Nacktbilder, Sex und Betäubungsmittel zum Kauf angeboten. Die norwegische Staatsanwältin und Ombudsfrau Inga Bejer Engh, die sich um das Wohl von Kindern und Jugendlichen in Norwegen kümmert, ist geschockt und fordert, dass man Kinder im Netz nicht länger ungeschützt allein lassen darf. Schulen, das Gesundheitssystem und Menschen, die mit Kindern arbeiten, müssten besser ausgebildet werden, um diese Anfälligkeiten von Jugendlichen früher zu erkennen und ihnen zu helfen. Sie erwartet auch von der norwegischen Regierung eine klare Strategie, wie man den digitalen Alltag der Kinder und Jugendlichen im Netz sicherer machen kann.

Dass Jugendliche Rauschmittel einnehmen oder sich selbst verletzen, sei nicht neu. Das, was aber neu sei, dass sie um Hilfe schreien in einer digitalen Welt, in der sie niemand auffangen und ihnen richtig helfen kann. Zwar bekämen die Betroffenen viel Aufmerksamkeit, das könne aber eher dazu führen, dass ihre Probleme, in denen sie stecken, sich eher noch verstärken. Man habe hier ein sehr ungesundes und schädigendes Milieu im Netz entdeckt, erklärt die Ombudsfrau.[79]

Anhand dieser Geschichte wird klar: Auch Norwegen kann die negativen Effekte eines hohen Medienkonsums in der Entwicklungsphase von Kindern und Jugendlichen nicht weiter verdrängen.

Hier werden verzweifelte Versuche und Hoffnungen von Jugendlichen deutlich, ihre persönlichen Probleme im Netz lösen zu können. Sie wollen gesehen und gehört werden. Solche verletzlichen Jugendlichen müssen aber dringend anderweitig Hilfe erhalten und müssen lernen, ihren Social-Media-Konsum zu regulieren, sonst wird es auch in diesem Land meiner Ansicht nach immer mehr junge Menschen mit psychischen Problemen geben, die ihren Weg im Leben nur schwer finden werden.

Was aber auch wieder offensichtlich und auch ganz klar von der norwegischen Regierung in diesem Fall angesprochen wird: Es kann nicht sein, dass Milliardenkonzerne wie Snapchat solche Inhalte zulassen. Schließlich sind sie es, die in der Pflicht sind, unsere Kinder vor so etwas zu schützen und sicherere Plattformen zu erstellen.

Das, was wir schon jetzt erleben, ist meiner Meinung nach nur die Spitze des Eisberges und könnte in den kommenden Jahren noch viel schlimmer werden, wenn wir nicht handeln und den Konzernen Grenzen aufzeigen.

28.
Digitale Gewalt nimmt zu

Nun sind die sozialen Medien ja nicht nur immer häufiger Auslöser für mögliche Depressionen und unglückliche Stimmungslagen, sie sind auch immer häufiger der Ort für digitale Gewalt.

Digitale Gewalt, was ist das genau?

Im Oktober 2020 haben sich Mädchen aus aller Welt in einem offenen Brief # FreeToBeOnline an Facebook, Instagram und Co. gewandt. Ihre Botschaft hier in Originalversion:

> *„Wir schätzen Ihre Plattformen sehr. Sie sind ein wesentlicher Teil unseres Alltags geworden. Wir nutzen sie nicht nur, um mit Freunden in Kontakt zu treten, sondern auch, um unsere Meinung zu sagen sowie Veränderungen anzustoßen und zu gestalten. Aber Ihre Plattformen sind nicht sicher für uns. Wir werden dort belästigt und angefeindet. An jedem einzelnen Tag.*
>
> *Wir werden körperlich bedroht, mit rassistischen Beschimpfungen beleidigt, sexuell belästigt und beschämt. Digitale Gewalt ist ein ernst zu nehmendes Problem. Sie richtet großen Schaden an und bringt uns zum Schweigen.*
>
> *Die Coronapandemie hat unser Alltagsleben zunehmend in das Internet verlagert, und wir sind dort immer größeren Risiken ausgesetzt.*
>
> *Wussten Sie, dass bei der Befragung von Plan International die Hälfte von uns angegeben hat, mehr Belästigung online zu erleben als auf der Straße? Und dass 42 Prozent von uns aus diesem Grund ihr Selbstwertgefühl und ihr Selbstvertrauen verlieren?*

Online-Gewalt macht etwas mit uns, weil sie uns erzählen will, dass etwas mit uns nicht stimmt. Zum Beispiel, weil wir eine andere Hautfarbe oder ein anderes Geschlecht haben. 37 Prozent von uns, die sich als Angehörige einer ethnischen Minderheit beschreiben, sagen, dass sie genau deshalb belästigt wurden. Und 56 Prozent unter uns, die LGBTIQ+ sind, wurden ebenfalls aus diesem Grund beschimpft und bedroht.

Uns wird geraten, Social Media zu meiden, wenn wir nicht mit der Belästigung umgehen können. Das ist echt krass. Es kann doch nicht sein, dass wir uns mit einem unfairen System abfinden und uns kleinmachen sollen. Die Welt muss endlich damit aufhören, Online-Gewalt als etwas Normales zu betrachten.

Wir wissen, dass viele von Ihnen Maßnahmen ergreifen, um Ihre Plattformen sicherer zu machen – das ist fantastisch, danke!

Aber das reicht nicht!

Wir Mädchen und junge Frauen in all unserer Diversität müssen uns darauf verlassen können, dass wir uns immer an Sie wenden können, wenn wir digitale Gewalt erleben, und dass Sie etwas dagegen tun.

Was heißt das in der Praxis? Verbünden Sie sich mit uns! Sprechen Sie mit uns! Hören Sie uns zu, wenn wir von unseren Erfahrungen berichten! Arbeiten Sie gemeinsam mit uns an besseren Meldemechanismen, die es uns leicht machen, Online-Gewalt zu melden und Täter:innen zur Verantwortung ziehen.

Jetzt ist die Zeit zu handeln, damit alle Mädchen sagen können: #FreeToBeOnline.[80]

Wir warten auf Ihren Anruf…

Mit freundlichen Grüßen

Zahra, 17, Finnland; Madjidath, 20, Benin; Yande, 16, Sambia; Neha, 18, Nepal; Deisy, 18, Kolumbien; Sessi, 22, Benin

Das sind beeindruckende Worte junger Menschen, die aber auch zugleich deutlich machen, wie stark der Handlungsdruck ist. Ein klarer Hilferuf!

Worte junger Menschen, die das Selbstverständlichste fordern, was ein jeder Mensch auf der Welt verdient: Sich ohne Angst und mit entgegengebrachtem Respekt und Toleranz in unserer Gesellschaft bewegen zu können, auch online und unabhängig von dem eigenen Geschlecht.

Finden Sie es als Leser*in nicht erschreckend, dass das Internet den jungen Mädchen und Frauen diesen Raum offenbar nimmt? Dass im Netz Mechanismen ausgelöst werden, die der Psyche unserer Kinder schaden und sie im schlimmsten Fall ein Leben lang begleiten werden? Dass sie online mehr Belästigung erleben als auf der Straße? Warum entwickeln wir nicht öffentlichen Protest dagegen? Warum liefern wir uns und unsere Kinder der Macht der Konzerne aus, die dominantes, menschenunwürdiges Verhalten zulassen, das zu immer mehr Entmenschlichung führt? Wir sind es unseren Kindern und allen jungen Menschen schuldig, sie genau davor zu schützen. Es kann aber nicht sein, dass das einzige Mittel ist, ihnen den Zugang zu den sozialen Medien zu sperren. Es braucht ein klares Regelwerk für die Konzerne, für die sie bei Verstößen haften müssen. Man kann eine deutliche Parallele zur Lebensmittelindustrie ziehen. Dort haben es Hersteller geschafft, durch ungesunde Zusatzstoffe, Zucker und viel zu viel Fette eine ganze Generation an Übergewichtigen und Fettleibigen heranzuzüchten.

Diese Generation leidet schon jetzt nachweislich an den gesundheitlichen Folgen. Auch hier hat man es versäumt, Konzerne durch Verbote oder durch hohe Steuern auf genau diese gesundheitsschädigenden Zusatzstoffe wie z. B. eine Zuckersteuer zum Handeln zu bewegen. In der digitalen Welt dürfen nicht dieselben Fehler gemacht werden.

Vor der Veröffentlichung des Briefes dieser jungen unter Onlinegewalt leidenden Mädchen hatte die Kinderrechtsorganisation Plan International anlässlich des Weltmädchentages eine Umfrage gemacht. Befragt wurden weltweit 14.000 Mädchen und junge Frauen im Alter von 15 bis 24 Jahren mit dem Ergebnis: Mehr als jedes zweite befragte Mädchen erlebt Online-Gewalt. In Deutschland sind es sogar 70 Prozent.

Die Bedrohungen, die rassistischen und sexuellen Beschimpfungen und Beleidigungen im Netz führen dazu, dass viele Betroffene aus den sozialen Netzwerken vertrieben werden, denn sie entwickeln laut Studie körperlich spürbare Angst und Stress, fühlen sich den Anfeindungen hilflos ausgesetzt. Laut Umfrage nutzen 13 Prozent die sozialen Medien weniger, ebenfalls 13 Prozent posten nichts mehr und rund 8 Prozent melden sich sogar ganz ab. Digitale Gewalt erleben die Mädchen vor allem auf der Plattform Facebook (39 Prozent) gefolgt von Instagram (23 Prozent).

Fachleute des Kinderhilfswerks fordern deswegen zurecht, dass digitale Plattformen ihre Nutzer besser schützen müssen, durch bessere Meldemechanismen. Gerade jetzt in Zeiten der Coronapandemie, in der viele ja den größten Teil ihres Tages online verbringen und auch die Zahl der Internetzugänge weltweit wächst und damit das Problem eher zu als abnimmt.

Wie das konkret aussehen kann, haben die Mädchen in ihrem offenen Brief klar formuliert. Die Schikanen und Angriffe der Täter*innen dürfen nicht mehr ohne Folgen und Strafen bleiben.

Ganz genau!

29.

Das Internet: ein beliebter Ort für Kriminelle

Auch diese Entwicklung ist in der Medienerziehung für uns Eltern von relevanter Bedeutung und sollte uns immer bewusst sein. Laut Bundeskriminalamt verlagert sich immer mehr Kriminalität ins Internet.

Kriminalität, der auch unsere Kinder leicht zum Opfer fallen können. Vor allem jetzt in der Coronazeit, in der sie laut Untersuchungen im Schnitt täglich fast 260 Minuten online sind. Im Netz gibt es – auch wegen Personalmangel – noch lange nicht so viel Polizeistreifen wie auf der Straße, und das nutzen Kriminelle schamlos aus.

Der Fernsehsender RTL hat diesem Thema im März 2021 eine Spezialsendung gewidmet. Mit dem Titel *„Angriff auf unsere Kinder und was WIR dagegen machen können"*.

Ziel des Senders war es, bei den Zuschauern ein Bewusstsein zu schaffen, wie schnell und leicht unsere Kinder – Jungs wie Mädchen – im Internet Opfer sexualisierter Gewalt werden können, auch „Cybergrooming" genannt.

Von Cybergrooming spricht man, wenn Erwachsene Kinder und Jugendliche gezielt im Netz ansprechen, um sie dann später sexuell zu missbrauchen. Die Annäherung im Netz erfolgt in der Regel über Chats, sei es in Messenger-Apps oder Videospielen.

Meiner Tochter ist das tatsächlich auch schon mal vor ein paar Jahren passiert. Sie war auf einer Quiz-App und bekam plötzlich eine anonyme Nachricht mit den Worten „Hei Süße". Reagiert hat sie darauf nicht, im Gegenteil: Sie hat ihren Account und dann die App gelöscht und ist nie wieder dorthin zurückgekehrt.

Der Sender hat ein dreitägiges Experiment durchgezogen, das es so in seiner Form noch nie gegeben hat – mit am Ende beeindruckenden Erfolgen. Wie sah das genau aus?

Für das Experiment hat der Sender in seinem Studio drei Kinderzimmer als Kulisse entworfen.

In diesen Zimmern haben sich drei Tage lang drei junge Schauspieler – zwei Mädchen und ein Junge, alle um die 20 Jahre alt – sozusagen als Lockvögel aufgehalten, die in die Rolle von Minderjährigen geschlüpft sind und sich im Internet als 12-Jährige ausgegeben haben. Während des Experiments wurden sie die ganze Zeit lang gefilmt. Den zusammengeschnittenen Film hat RTL dann später in seiner Spezialsendung gezeigt, die auch ich mir zusammen mit meiner Familie angesehen habe.

Die gezeigten Szenen waren nur schwer zu ertragen, immer wieder rutschte mir der Satz raus „*... das kann doch nicht wahr sein, wie abartig ist das denn!*".

Zum Experiment:

Die Schauspieler surfen drei Tage lang auf vermeintlich harmlosen Seiten, wie z. B. dem Chatportal „Knuddels", das wohl bei Tätern besonders beliebt ist.

Sie wollen zusammen mit dem Team herausfinden, wo die Gefahren lauern, und werden tatsächlich innerhalb kürzester Zeit fast minütlich mit übergriffigen und sexualisierten Kontaktanfragen und anzüglichen Bemerkungen erwachsener Männer bombardiert, von 30 Jahren bis 60 Jahren ist alles dabei. Insgesamt kommen im Verlauf des Experiments 500 Kontaktanfragen zusammen.

Die Schauspieler*innen verhalten sich in den Chats bewusst naiv, um herauszufinden, wie die Täter vorgehen und wie weit sie gehen. Sie müssen es aushalten, ständig Geschlechtsteile präsentiert zu bekommen, werden aufgefordert, sich auszuziehen (was sie natürlich nicht gemacht haben) und z. B. ihre Brüste zu zeigen.

Einer der Schauspielerinnen bietet ein 44-Jähriger Geld gegen Sex an und verspricht ihr, ihr alles beizubringen, was dazu gehört. Auf ihren Hinweis, dass sie erst zwölf ist, reagiert er gelassen und versucht, sie weiter zum Sex zu überreden. Weil ihm bewusst ist, dass sein Handeln strafbar ist, fragt er das Mädchen, ob er sie anrufen kann. Allerdings unterdrückt anonym, damit man seine Identität nicht herausfinden kann. Die Schauspielerin willigt ein. In den nächsten zwei Stunden ruft der Mann ständig an und versucht, sie unter Druck zu setzen, sich doch irgendwann unbedingt mal persönlich mit ihm zu treffen. Er redet auch nicht lange um den heißen Brei. Diese Szene ist erschütternd, weil man merkt, wie perfide der Mann vorgeht. Wie klar und eindeutig er zum Ausdruck bringt, was er will. Wie er das Mädchen manipuliert und die Unerfahrenheit und Unsicherheit seines Opfers ausnutzt, um Vertrauen aufzubauen. Er geht sogar so weit, dass er sagt, sie könne ja zur Polizei gehen und ihn anzeigen, aber dann käme er in den Knast und das wolle sie doch nicht, oder? Er fordert sie auch auf, ihm über „Knuddels“ ein Nacktfoto zu schicken, denn da kommt ja keiner an seine Nummer und Daten ran.[81]

Die Szene macht einen sprachlos. Mich schockt die Tatsache, wie professionell diese Täter vorgehen und auf die Naivität ihrer Opfer setzen.

Um dem Mann auf die Schliche zu kommen, schwenkt das Team nach einer Weile um und gibt der Schauspielerin die Anweisung, die Kommunikation nur noch über WhatsApp fortzusetzen.

Auch, wenn der Mann seine Nummer am Ende nicht rausgegeben hat, haben die Strafbehörden es trotzdem geschafft, nachdem RTL sämtliche Chats und Videoverläufe an die Behörden weitergeleitet hat, seine Identität zu ermitteln, und ein Ermittlungsverfahren eingeleitet.

Das Experiment bekommt nach der Ausstrahlung der Sendung nicht nur in den sozialen Netzwerken eine enorme Welle an Zuspruch. Es führt auch dazu, dass sich Betroffene outen und nach der Sendung ihren Eltern mitteilen, auch schon einmal Opfer gewesen zu sein.

Strafbehörden, Polizei und das Land Nordrhein-Westfalen waren bereits vorab über das Experiment informiert. Bevor die Spezialsendung ausgestrahlt wird, laufen schon erste Ermittlungsverfahren gegen 20 pädokriminelle Männer, deren Identität durch das Experiment aufgedeckt wurde.

Was mir an der Sendung besonders gut gefallen hat, dass nach dem Film in einer Expertenrunde, bei der Vertreter der Polizei, Kriminalpsychologen, Psychologen und auch Angehörige von Opfern teilgenommen haben, das Thema noch mal aus allen Perspektiven eingeordnet wurde. Auch mit hilfreichen Tipps, wie man seine Kinder vor sexuellen Angriffen im Internet schützen kann.

Für die Schauspieler und das gesamte RTL-Team muss das Experiment sehr belastend gewesen sein. Es hat aber gleichzeitig auch aufgedeckt, dass Cybergrooming im Netz eine immer größere Rolle spielt.

2019 wurden im Schnitt 43 Kinder täglich in Deutschland Opfer sexuellen Missbrauchs, das ist nicht wenig. Laut Bundeskriminalamt spielt das Internet dabei eine immer größer werdende Rolle, Cybergrooming sei ein Phänomen, was deutlich zunehme.[82]

Eine Entwicklung, die uns wohl kaum überraschen dürfte, vor dem Hintergrund, dass Kinder viel zu früh ihr eigenes Smartphone und ihren eigenen Internetzugang bekommen. Meist in einem Alter, in dem sie noch an das Gute im Menschen glauben und ihnen die Lebenserfahrung fehlt, mit welch bösen Mächten sie da gerade am anderen Ende zu tun haben. Die Täter verstecken sich oft hinter geklauten Identitäten. Sie geben sich als Gleichaltrige aus, gern auch als Casting-Agenten oder Model-Scouts, worauf die Kinder dann natürlich leicht anspringen. Sie loben, sie versprechen viel, sie kommunizieren nur positiv und überschütten die Kinder mit Lob und großen Versprechen. Um unsere Kinder zu schützen, müssen wir sie aufklären, offen mit ihnen kommunizieren und diese Probleme, die existieren, ansprechen. Sie müssen wissen, dass im Netz auch viele Menschen mit bösen Absichten unterwegs sind, auch wenn man das nicht immer gleich merkt. Wir müssen unsere Kinder warnen, dass sie sich niemals mit Menschen treffen, die sie nur aus dem Netz kennen.

Ein anderer Aspekt, der letztlich aber auch mit Pädophilen und Pornografie zu tun hat:

Als ich noch klein war, hat man klassische Fotos geschossen – lang nicht so viele wie heute –, die man dann als Abzug in der Hand hatte und in sein Fotoalbum klebte oder in einem Karton aufbewahrte. In dieses Fotoalbum hat man nur eine begrenzte und überschaubare Menge an nahestehenden Menschen schauen lassen – Verwandte, Freunde, das war's. Die Erlebnisse blieben als Erinnerungsstücke fern von der Öffentlichkeit im privaten Raum.

Der digitale Dauernarzissmus, der die meisten Menschen heute antreibt, um Aufmerksamkeit und Bewunderung zu erlangen, sorgt dafür, dass tagtäglich Millionen privater digitaler Fotos im Netz landen, auch von Kindern jeder Altersstufe. Neugeborene, Kleinkinder, Grundschulkinder und Teenager finden sich in den unterschiedlichsten Situationen im Netz wieder, beim Spielen, im Urlaub, beim Schlafen, beim Sport, einfach in jeder Lebenslage.

Entweder die Kinder posten sie selbst oder die stolzen Eltern zeigen Erlebnisse mit ihrem Nachwuchs – sozusagen Familienschnappschüsse – in WhatsApp-Gruppen, auf Facebook, Instagram oder anderen sozialen Medien und tauschen sie untereinander aus. Dabei denken sich die Betroffenen in der Regel nichts dabei, denn die Bilder sind ja harmlos und völlig normal. Wer sollte sich außerhalb seines Freundes- und Bekanntenkreises dafür interessieren? Tatsächlich aber besteht ein großes Interesse.

Das ARD-Fernsehmagazin „Panorama“ hat erst kürzlich einen Skandal aufgedeckt, der mich total geschockt hat, denn sind die Bilder erst mal im Netz, können sie tausendfach kopiert und von Fremden geklaut werden und am Ende auf Kinderpornografie-Seiten landen.

Panorama hat es geschafft, mit einer speziellen Software in dieses kriminelle Milieu einzudringen, und hat auf Kinderpornografie-Plattformen hunderttausende harmlose Bilder von Kindern inmitten von schlimmen kinderpornografischen Darstellungen entdeckt. Harmlose Alltagsschnappschüsse, die tatsächlich bei Facebook oder Instagram illegal entnommen wurden, ohne das Wissen der Eltern. Unfassbar.

An den Bildern geilen sich Pädophile auf, sie platzieren sie auf Pornografie-Seiten mit Hashtags wie #uglyboy und #sexykids, die dann entsprechende Ratings von den Usern bekommen, wie z. B. zum Thema „Fuckability". So kann man sehen, wie oft solche Bilder bereits angeklickt wurden. Betroffene in dem Fernsehbericht erzählen, dass sie anonyme Hinweise aus dem Darknet erhalten und so erfahren haben, dass Bilder ihrer Kinder von ihren Accounts geklaut und missbraucht wurden. Als ob das nicht schon schlimm genug ist.

Nein.

Die Autoren des Beitrags finden zudem auch noch Chats, in denen sich die „Pädos" austauschen, mit Kommentaren wie z. B. *„Oh mein Gott, die Kleine ist so scharf."* Sie finden auch YouTube-Videos von Kindern z. B. beim Spielen auf den Pädo-Seiten mit heftigsten Kommentaren wie z. B. *„YouTube Zwillinge, die ich gerne ficken würde"*.

Auch Bilder von Sportvereinen, die auf ihrer Homepage Aufnahmen ihrer jungen Sportler hochgeladen haben, finden sich in den dunklen Ecken des Darknets wieder.

Wer von uns hätte das bitte gedacht? Wir haben es als Eltern doch schon oft erlebt, dass uns Sportvereine gefragt haben, ob sie Bilder unserer Kinder auf ihrer Homepage veröffentlichen dürfen. Ich habe dem auch schon etliche Male zugestimmt, weil ich natürlich nicht damit gerechnet habe, dass diese Bilder ganz woanders landen. Gruselig, nicht zu wissen, ob nicht auch Bilder meiner Kinder unter den Millionen geklauter Aufnahmen sind.

Der Bericht legt offen, dass es sich hier um eine große illegale Szene handelt, die ordentlich aktiv ist und diese Bilder milliardenfach anklickt.

Und wir können dem nur ausweichen und uns schützen, indem wir eins nicht mehr machen: Private Fotos in sozialen Netzwerken zu teilen und sie sogar noch öffentlich zu stellen und überhaupt unsere Privatsphäre tatsächlich auch als solche zu behandeln und nicht immer wieder dem Erwartungsdruck in den sozialen Medien nachzugeben. Vielleicht wäre es gar nicht so schlecht, das private Fotoalbum wiederaufleben zu lassen.

30.
Die schlechten Nachrichten reißen nicht ab

Bereits im Herbst vergangenen Jahres schlugen Experten Alarm. Der Medienkonsum der Kinder und Jugendlichen hatte sich während der Coronapandemie dramatisch erhöht. Schon damals hieß es, dass auch Erwachsene immer mehr online sind, aber nicht ganz so schlimm wie ihre Kinder.

Jetzt, während der zweiten Welle 2021 und kurz vor Beginn der dritten Welle, ist dieser Satz Geschichte. Homeoffice, Homeschooling und Online-Streaming. Der Lockdown hat die Nutzung von Laptops, Tablets und Smartphones noch einmal deutlich erhöht.

Schalt mal ab. Deutschland! Lautet der Titel einer aktuellen Studie der Techniker Krankenkasse.

Wieso? Weil die neuesten Zahlen ein schockierendes Ergebnis wiedergeben.

Offensichtlich können sich auch Erwachsene kaum noch von den digitalen Geräten lösen. Auch bei ihnen dominiert das Smartphone mittlerweile den Großteil ihrer Freizeit.

Halten Sie sich fest:

Demnach sind drei Viertel der Deutschen, acht von zehn Befragten, in ihrer. Freizeit mehrmals täglich oder fast immer online. Bei den 18- bis 33-Jährigen, die theoretisch ja sogar schon junge Eltern sein könnten, sieht es noch schlimmer aus – da sind es sogar 92 Prozent. Lediglich 5 Prozent gaben an, dass sie das Internet in ihrer Freizeit selten oder nie nutzen. Das sind Zahlen, die den Ernst der Lage verdeutlichen.

Ein weiterer Trend, der bei den Vielsurfern sichtbar wird:

Vier von zehn Befragten surfen oft parallel auf gleich zwei oder mehr Geräten im Netz. Sie schauen zum Beispiel Fernsehen und chatten parallel auf dem Smartphone über WhatsApp mit einem Freund.

Der Vorstandsvorsitzende der Techniker Krankenkasse Jens Baas wird an dieser Stelle mit der Aussage zitiert: *„Von den Jugendlichen kennt man das Phänomen, aber es scheint sich auch bei den Erwachsenen zu etablieren.“* Mehr als die Hälfte aller Internetnutzer*innen ist laut der Studie am Tag zwischen einer und fünf Stunden im Netz unterwegs. Fast 80 Prozent nutzen das Netz am häufigsten zur Kommunikation via Messenger.

Am zweithäufigsten nutzen rund 65 Prozent das Netz, um sich über Nachrichten zu informieren. 61 Prozent beschäftigen sich am häufigsten mit dem Lesen und Beantworten von E-Mails. 40 Prozent haben angegeben, dass Social Media ihre häufigste Aktivität im Netz ist und für 33 Prozent ist es Musik-Streaming und das Internetradio.

Und warum hat sich das alles so extrem entwickelt? Steigenden Medienkonsum bei Erwachsenen hat man auch vor der Pandemie schon wahrgenommen, doch die Pandemie hat das Ganze noch einmal verschärft. 30 Prozent der Befragten haben erklärt, dass sie digitale Kommunikationskanäle und Videokonferenzen häufiger nutzen als vor Ausbruch der Coronakrise. Fast die Hälfte gab an, dass das auch berufliche Gründe hat.

So viel zu den Fakten. Doch welche Auswirkungen hat das Dauersurfen auf unseren Körper und unsere Psyche? Dieser Frage geht die Studie auch nach und belegt, dass es einen klaren Zusammenhang zwischen Internetkonsum und körperlichen sowie psychischen Problemen gibt. Und hier sind wir wieder an einem Punkt, den ich an anderer Stelle in diesem Buch schon angesprochen habe: Zu viel Smartphone, Computer und zu viel Internet machen nicht „smart", sondern süchtig und krank! Deswegen hat die Weltgesundheitsorganisation WHO Online- und Computerspielsucht als Krankheit ja auch bereits 2018 offiziell anerkannt.

Laut TK-Studie leiden Menschen, die fünf und mehr Stunden am Tag im Netz surfen, deutlich häufiger unter Nervosität, Gereiztheit, Konzentrationsstörungen, Erschöpfung und Depressionen. Was die Forschenden auch nachweisen konnten: Je länger man online ist, desto ausgeprägter sind die Beschwerden.

Auch die Tatsache, dass immer mehr Menschen parallel auf mehreren Geräten online sind, belastet die Gesundheit. Auch das ist nicht schwer nachzuvollziehen, denn in dem Moment, indem wir unsere Aufmerksamkeit teilen, brauchen wir mehr Energie, das ist erschöpfend und ermüdend zugleich. Und dementsprechend senkt es auch unsere Konzentrationsfähigkeit. Unsere Kapazitäten und Energien sind nun mal begrenzt. Wir sind keine Superhelden.

Viele leiden auch unter Muskelverspannungen in Form von Nacken- und Rückenschmerzen. Auch die quälen immer mehr Menschen. Laut der TK-Umfrage haben mit diesen gesundheitlichen Folgen 62 Prozent unabhängig von ihren Nutzungszeiten zu kämpfen.

Und obwohl man diese Zusammenhänge nicht mehr leugnen und ignorieren kann, schlachtet die Wirtschaft die populären Kommunikationskanäle als effiziente Werbeplattform weiter aus und bombardiert die Menschen ununterbrochen mit Werbung. Unter den Angeboten im Netz sind weltweit auch immer mehr Fake-Shops, die Kunden betrügen und ihnen statt der bestellten Ware billige Ramschprodukte schicken.

Auch die klassischen Medien haben ihre Chance erkannt, stürzen sich auf die jüngeren Zielgruppen im Netz und versuchen nun, ebenso auf den beliebten Social-Media-Kanälen ununterbrochen präsent zu sein und ihre Informationen zu verbreiten, um im Wettbewerb überhaupt noch mithalten zu können. Über die gesundheitlichen Folgen für ihre junge Zielgruppe machen sie sich offenbar auch keine Gedanken.

Das Angebot schafft sich also weiter seine Nachfrage.

Wie sollen Menschen, die mit immer mehr Angeboten und Infos im Netz konfrontiert werden, aus diesem Sog bloß rauskommen?

Der Wunsch, mehr offline zu sein, ist bei vielen tatsächlich vorhanden. Dreiviertel der Befragten erkennen laut der TK-Studie offensichtlich, dass zu viel zu viel ist, und versuchen, das Netz weniger zu nutzen. Sie bekommen es aber einfach nicht hin. Es ist leichter gesagt als getan. Sie bleiben doch länger online, als sie vorhatten, und können sich den Ablenkungen im Netz nicht entziehen. Kein Wunder, denn die erreichen uns ja quasi gefühlt jede Minute. „*Wir brauchen Kompetenzen, um digitale Medien bewusst und wertschätzend zu nutzen, anstatt uns von ihnen beherrschen zu lassen*", erklärt Prof. Ines Sura in diesem Zusammenhang und spricht mir aus dem Herzen. Je jünger, je schwerer ist es der Untersuchung zufolge, sich nicht ständig ablenken zu lassen und damit länger online zu sein als geplant. Denn, so Prof. Ines Sura „*Digital aufzuwachsen, heißt nicht gleich digital kompetent zu sein*".[83]

Und das ist leider vielen nicht klar. Sonst würden sie ja Regeln festsetzen und die Freiheiten ihrer Kinder einschränken – und wir hätten nicht diese Studienergebnisse.

Apropos Studienergebnisse: Vor diesem Hintergrund sind die neuesten Daten zum Cybermobbing umso besorgniserregender. Die Sinus-Jugendstudie 2021, die die Barmer Krankenkasse in Auftrag gegeben hat, ist zu dem Ergebnis gekommen, dass Diskriminierung und Mobbing im Internet unter Jugendlichen ein ernst zu nehmendes und weitverbreitetes Problem ist. Mehr als die Hälfte der Jugendlichen zwischen 14 und 17 Jahren in Deutschland ist laut Umfrage schon mal mit Cybermobbing konfrontiert worden. An der Umfrage hatten 2000 Jugendliche teilgenommen. 51 Prozent von ihnen haben angegeben, als Täter, Opfer oder Beobachter über soziale Netzwerke wie etwa Messenger-Dienste von Mobbing betroffen gewesen zu sein. Jeder siebte Befragte war schon mal Opfer von Cyberattacken. Fünf Prozent gaben zu, schon einmal jemanden selbst im Netz gemobbt zu haben.

43 Prozent haben laut Umfrage schon Mobbingangriffe bei anderen beobachtet.

Und wie sieht Cybermobbing laut der Umfrage konkret aus? Schwere Beleidigungen und das Verbreiten von Gerüchten, das wenden jugendliche Täter am häufigsten an, wenn sie andere fertigmachen wollen. Fast jeder Dritte gab an, schon einmal die Erfahrung gemacht zu haben, dass er selbst oder andere aus digitalen Gruppen ausgeschlossen werden. Etwa genauso häufig berichten die Jugendlichen davon, Belästigungen im Netz erlebt zu haben oder dass peinliche Fotos oder Videos gepostet wurden.

Für Cybermobbing genutzt werden alle gängigen Social-Media-Kanäle, am häufigsten erleben Teenager demnach Attacken aber auf WhatsApp (59 Prozent) und Instagram (41 Prozent), gefolgt von TikTok (26 Prozent).[84]

Die Zahlen sind alarmierend, deswegen fordert Barmer-Chef Straub eine intensivere Prävention. Außerdem bräuchten die betroffenen Teenager leichten Zugang zu Hilfe und vor allem Anlaufstellen, denen sie vertrauen können. *„Denn allein sind Mobbingattacken nur schwer zu bestehen"*, erklärt Straub. Und hier sind wir wieder an einem wichtigen Punkt: Uns als Eltern muss das bewusst sein, dass unsere Heranwachsenden uns brauchen, sollte es zu Cybermobbing kommen. Wir müssen immer ein offenes Ohr haben und ihnen helfen, unabhängiger von ihrem Gerät zu werden. Und ihnen auch klarmachen, nicht alles auf Social Media mit einer zu großen Gemeinschaft zu teilen, sondern ihre Privatsphäre bewusst zu schützen.

Es ist also Fakt: Während der Coronakrise ist das Smartphone zu unserem wichtigsten Begleiter geworden, auf den die meisten offensichtlich nicht mal auf der Toilette verzichten können. Laut der Studie *„Die Süchte der Deutschen"* nimmt fast jeder 3. sein Smartphone mit aufs Klo. Vor allem die unter 30-Jährigen legen es kaum noch beiseite. Dreiviertel von ihnen können sich ein Leben ohne Smartphone gar nicht mehr vorstellen. Fast jeder Dritte reagiert panisch, wenn er sein Gerät einmal verlegt hat und nicht gleich finden kann. Nur noch 7 Prozent der Deutschen haben kein Smartphone.[85]

Insofern betreffen die negativen Auswirkungen des unkontrollierten Smartphone-Konsums verdammt viele, es ist also schon lange kein Randproblem mehr.

Diese Entwicklung bereitet mir Sorgen, denn ich habe es ja häufig genug in diesem Buch angesprochen, wie wichtig wir Eltern in unserer Vorbildfunktion sind. Wenn aber auch wir unser digitales Verhalten nicht mehr im Griff haben, können wir kaum noch dafür sorgen, dass unsere Kinder vor den gesundheitsschädigenden Folgen geschützt werden.

Es ist höchste Zeit, dass auch wir lernen, ein Bewusstsein für unser digitales Verhalten zu entwickeln, ebenso wie die Fähigkeit, uns kritisch selbst zu reflektieren. Erst dann können wir auch von unseren Kindern einen verantwortungsvolleren und achtsameren Umgang mit der digitalen Welt erwarten. Aber brauchen wir dafür nicht auch ein bisschen Hilfe?

31.
Die Einsicht wächst

Eine spannende Entwicklung: Bei Eltern wachsen die Sorgen, aber auch die Einsicht, dass etwas ziemlich schiefläuft.

Im Durchschnitt haben Kinder und Jugendliche durch die Schulschließungen während des Lockdowns 4,6 Stunden pro Tag mit Fernsehen, Computerspielen und ihrem Handy verbracht.

Es sind also durchaus berechtigte Sorgen, denn die Tatsache, dass die Nutzung digitaler Medien bei ihren Kindern stark angestiegen ist, birgt auch ein weiteres Problem; nämlich, dass die Kinder mediensüchtig werden oder es gar schon sind.

Das haben auch schon viele junge Menschen bei sich selbst erkannt und zugegeben. Sie haben gemerkt, dass sie es, obwohl sie es gern wollen, nicht mehr selbst in den Offline-Modus schaffen, dass sie zu viel online sind und Schule, Freunde und andere Aktivitäten vernachlässigen, dass sie dadurch nervöser, unzufriedener und aggressiver sind, mehr Stress und Konflikte mit Freunden und Familie haben und sich mehr zurückziehen.

Und darin sehen sie alle durchaus ein Problem.

Ein Problem, dem sie nicht mehr hilflos allein ausgeliefert sein wollen. Bedauerlich, dass erst eine Krisensituation einsetzen musste, um mehr Problembewusstsein für dieses Thema zu entwickeln. Schließlich gab es das Phänomen Mediensucht ja auch schon lange vor der Pandemie. Aber egal. Späte Einsicht ist besser als keine.

Deswegen fordern Eltern und Kinder laut „Kinderreport 2021“ jetzt klare Maßnahmen gegen Mediensucht und Regeln für süchtig machende Medien.

Ich hatte es bereits in diesem Buch angesprochen, dass auch Schulen sich dem Thema Medien und einem besseren Umgang damit mehr annehmen müssten. Und genau das fordert jetzt eine große Mehrheit der jungen Menschen. 90 Prozent der Kinder und Jugendlichen finden es wichtig, das Thema Mediensucht in Schulen zu behandeln, damit sie lernen, was sie gegen Mediensucht tun können und wie sie ihre Mediennutzung in der Freizeit regulieren können. 95 Prozent der Eltern sehen das genauso.

Sie haben alle mehrheitlich verstanden, dass ihre Eltern sie vor einer unkontrollierten Mediennutzung schützen müssen, aber auch, dass sie selbst als Nutzer natürlich in der Verantwortung sind, sich um ihr Problem zu kümmern und ihr exzessives Medienverhalten in den Griff zu kriegen. Sie finden aber auch, dass die großen Medienanbieter wie Facebook, Instagram und Onlinespiele-Anbieter ihrer Verantwortung nachkommen müssen.

Sie fordern deswegen, dass süchtig machende Medien künftig gekennzeichnet werden sollten. Es sollte außerdem Altersgrenzen für Angebote mit Suchtrisiken geben.

Die Idee, potenziell süchtig machende Medien dahin gehend zu beschränken, indem Anbieter technisch voreinstellen, wie lange sie am Stück genutzt werden können, befürworten 77 Prozent der Kinder und Jugendlichen und 60 Prozent der Eltern. Ein generelles Verbot süchtig machender Medien lehnt dagegen eine deutliche Mehrheit ab. Auf Instagram und Co. will man also auf keinen Fall verzichten.

Die Mehrheit der jungen Menschen ist außerdem dafür, dass Eltern besser über das Thema Mediensucht informiert werden und dass es mehr kostenfreie Beratungs- und Behandlungsangebote gibt.[86]

Ein Problembewusstsein gibt es also mittlerweile. Die Forderungen kommen einem Hilferuf gleich, aber stimmen hoffnungsvoll, denn wir werden uns immer in diesem Spannungsfeld bewegen, dass wir Kindern und Jugendlichen mediale Teilhabe ermöglichen müssen, aber nur so viel, dass sie gesund aufwachsen können und wir ihre Entwicklung nicht gefährden. Es ist und bleibt eine große Herausforderung.

Der einzige Punkt, den ich in der Umfrage nicht nachvollziehen kann: Die Mehrheit der Kinder und Jugendlichen sowie der Erwachsenen lehnt ein generelles Handyverbot für Kinder unter 14 Jahren ab. Nur wenige fänden das sinnvoll. Schade, denn ich bin der festen Meinung, dass es durchaus reicht, seinen Kindern erst mit 14 ein Smartphone zu kaufen. Das habe ich bei meinen beiden älteren Kindern auch so gemacht. Vollkommen ausreichend aus meiner Sicht, auch wenn wir damit eher zu einer Minderheit gehörten. Gelitten haben sie trotzdem nicht, sich dafür aber gut entwickelt und ihre Kindheit genießen können – draußen in der Natur, mit Freunden, ohne ständig Druck verspüren zu müssen, sich auf Social Media zu produzieren.

Mein jüngster Sohn, der mittlerweile 15 Jahre alt ist, hat sein Smartphone bereits mit 13 bekommen und das war rückblickend definitiv zu früh. Er hat gerade vor ein paar Tagen zu mir gesagt, wie froh er ist, dass er in seiner Kleinkind- und Grundschulphase noch ohne Smartphone aufgewachsen ist, wie gut ihm das getan hat, wie froh er ist, dass ich relativ streng bin und ihn immer wieder mit den Problemen einer exzessiven Mediennutzung konfrontiere. Auch er hat seinen Medien-Konsum häufig nicht im Griff und merkt, wie süchtig ihn die Geräte machen. Er habe ein Stück weit Mitleid, wenn er Siebenjährige hier in Norwegen im Skatepark sieht, die ständig ihr Smartphone in der Hand haben und gar nicht wissen, was sie sich damit antun.

Noch einmal zurück zum „Kinderreport 2021“, in dem eine deutliche Mehrheit in Deutschland Beschränkungen für süchtig machende Medien fordert. In der Verantwortung dafür sehen die Befragten aber zunächst die Eltern, die Nutzer*innen selbst, Schulen und die Medienanbieter.

China geht schon einen Schritt weiter und greift von staatlicher Seite ein.

Spannend fand ich im Zusammenhang mit Mediensucht folgende Nachricht in den vergangenen Tagen.

„China will geistiges Opium bekämpfen“. Was steckt hinter dieser Headline einer staatlichen chinesischen Wirtschaftszeitung? In China sind Hunderte Millionen Kinder und Jugendliche spielsüchtig, viele zocken täglich online. Diese Onlinespiele werden in dem Artikel als geistiges Opium und elektronische Drogen bezeichnet. Die Regierung will jetzt knallhart gegen die Spielsucht der jungen Menschen vorgehen und noch strengere Regeln einführen. Damit will sie die physische und mentale Gesundheit der unter 18-Jährigen schützen und ihre Abhängigkeit von Videospielen im Internet reduzieren.

Ärzt*innen und Lehrer*innen klagen schon lange darüber, dass die Sehfähigkeit bei Kindern nachlässt, ihre Noten schlechter werden und dass sie sich weniger körperlich betätigen.

Beschränkungen gab es für Minderjährige in China schon vorher, doch die waren noch nicht ganz so strikt wie das, was jetzt kommen soll.

Bisher galt ein Onlinespiele-Verbot von 22 Uhr abends bis 8 Uhr morgens. Pro Tag durften Minderjährige eineinhalb Stunden spielen, an Feiertagen drei Stunden.

Jetzt werden die Einschränkungen aber noch mal deutlich härter.

Künftig dürfen Minderjährige nur noch drei Stunden in der Woche online spielen. Von Montag bis Donnerstag ist es komplett verboten. Freitags und am Wochenende sowie an Feiertagen dürfen sie nur noch eine Stunde von 20 bis 21 Uhr online zocken. Ausnahmen wird es nur in den öffentlichen Ferien geben. In China ist es nicht schwierig, diese neuen Regeln umzusetzen, denn wer online spielen will, muss sich mit den Daten seines Personalausweises anmelden. Damit Kinder und Jugendliche die Verbote nicht umgehen und womöglich heimlich die Accounts ihrer Eltern nutzen, haben einige Gaming-Entwickler Gesichtserkennungssoftware in ihre Produkte integriert.

Damit sich die Gaming-Branche an die schärferen Regeln hält, haben die chinesischen Behörden angekündigt, die Unternehmen intensiver zu kontrollieren.[87]

Nun ist es ja auch in Europa so, dass die Computerspiel-Branche boomt und vor allem von der Pandemie profitiert hat. Umsätze und Gewinne sind sprunghaft angestiegen. Wären auch hier staatliche Eingriffe angebracht?

Meiner Ansicht nach sollte der Staat ordnungspolitisch eingreifen, weil man sich nicht immer auf die Vernunft der Menschen verlassen kann. Die Gesundheit der jungen Menschen sollte auf jeden Fall Priorität haben und nicht die Konzerngewinne.

32.

Sechs Schritte zum gesunden und nachhaltig bewussten Umgang mit dem eigenen Smartphone

Natürlich steht außer Frage: Das mobile Internet und seine vielfältigen Möglichkeiten bieten uns unendlich viele Vorteile und haben unser Leben in vielen Bereichen leichter und unkomplizierter gemacht. Sei es im Job, im Alltag, auf Reisen etc.

Trotzdem: Immer online zu sein, schadet uns und unseren Kindern. Echte reale Momente sollten für uns immer Priorität haben. Wir sollten unsere kostbare Lebenszeit nicht länger an Facebook und Co. verschwenden.

Ich bin der festen Überzeugung, dass Kinder weder im Kleinkindalter noch im Grundschulalter Zugang zu einem Smartphone und dem Internet brauchen. Gerade in dieser prägenden Lebensphase sollte der Fokus von uns Eltern auf einer altersgerechten und gesunden Entwicklung der Kinder liegen. In dieser Phase fehlt es den Kleinen definitiv noch an Reife und Verständnis, warum das Smartphone schädlich ist und wie man es schafft, sich nicht von dem Gerät abhängig zu machen.

Kommen die Kinder ins Teenageralter, sollten wir sie bedingt am digitalen Leben teilhaben lassen, aber eben nur bedingt. Damit sie die Bildschirmzeit nicht mehr stresst und krank macht, als nützt, sollte unser Hauptanliegen und das unserer Kinder sein:

einen bewussten und nachhaltigen Umgang mit unserem Smartphone zu lernen und zu pflegen. Und wie geht das?

Mithilfe digitaler Auszeiten, also digitalem Detox, denn nur so lässt sich die Bildschirmzeit reduzieren. Außerdem können Auszeiten das Bewusstsein für einen stressfreien Umgang mit digitalen Endgeräten schärfen. Das langfristige Ziel sollte immer sein: eine moderate Nutzung, ohne sich im Alltag eingeschränkt zu fühlen.

Schritt 1:

Das Allerwichtigste ist, sich selbst zunächst erst einmal bewusst zu machen, wie hoch die eigene tägliche Bildschirmzeit überhaupt ist. Sprich: Wie viel Zeit verbringe ich eigentlich am Smartphone pro Tag? Um ein Gefühl dafür zu bekommen, hilft es, die Screentime zu tracken. Einige Geräte zeigen sie selbstständig an, bei anderen braucht man dafür App-Lösungen, die eine moderate Nutzung des Smartphones unterstützen.

Um langfristig erfolgreich „Digitales Detox" zu schaffen, kann man feste Handyzeiten einrichten und bestimmte Apps ab einer bestimmten Uhrzeit komplett sperren, sozusagen Nutzungslimits einrichten, um automatisch die eigene Nutzung zu begrenzen. Oft ist es im Alltag doch so, dass man extrem viel am Handy ist, sich der Dauer des eigenen Konsums konkret aber gar nicht bewusst ist. Deswegen: Durch das Tracking wird die Zeit vor dem Bildschirm sichtbar und in dem Moment bekommen wir ein Bewusstsein dafür.

Schritt 2:

Apps, die abhängig machen, löschen und vom Smartphone entfernen.

Das sind Anwendungen mit großem sozialem Feedback wie Social-Media-Netzwerke, Dating- und Spiele-Apps. Sie haben ein

hohes Suchtpotenzial, denn durch Likes wird ständig unser Belohnungszentrum im Gehirn aktiviert. Wenn ich sie konsequent nicht nutze, lässt sich ein bewusster Umgang trainieren.

Schritt 3:

Häufiger mal den Flugmodus anschalten und die Push-Nachrichten ausschalten, die immer wieder unsere Aufmerksamkeit steuern und uns zum Smartphone greifen lassen.

Wir kennen das doch alle: Unser Handy zeigt uns ständig an, so und so viele neue Nachrichten im Messenger, verpasste Anrufe und neue Ereignisse in den News-Apps. So geht das täglich, wir werden überflutet von Mitteilungen. Die Lösung: Ab in den Offline-Modus und Push-Nachrichten gar nicht erst einschalten. Damit wird die Versuchung, auf das Handy zu schauen, kleiner und der Griff zum Handy seltener.

Schritt 4:

Um das Steuer wieder selbst in die Hand zu bekommen und sich nicht ständig von seinem Smartphone steuern zu lassen, sollten wir täglich handyfreie Zeiten definieren.

Bedeutet, dann legen wir es bewusst zur Seite und leben fast wieder so wie früher. So können wir gezielt trainieren, zu einer dosierten und nachhaltigen Nutzung zurückzukehren.

Schritt 5:

Alternativen finden, die einen erfüllen. Die Frage ist ja, was mache ich in der Zeit, die man gewinnt, dadurch, dass man das Handy weniger nutzt? Am besten Dinge, die einen besonderen Wert haben, wie z. B. Sport betreiben oder Freunde treffen. So lernen wir, durch alternative Beschäftigungen Freude zu entwickeln, Dinge bewusst zu verpassen.

Schritt 6:

Klare Smartphone-freie Räume schaffen. Auf dem Esstisch hat das Handy während unserer Mahlzeiten nichts zu suchen, genauso wenig wie im Schlafzimmer, denn guter Schlaf ist Gold wert. Studien haben uns gezeigt, dass man vor dem Schlafengehen nicht mehr auf sein Smartphone gucken soll. Nur so bekommen wir einen freien Kopf, können uns entspannen und uns gut erholen und am Ende auch was Schönes träumen.

33.
Ein Blick in die Zukunft

Viele Kinder sind schon jetzt „digital" krank. Viele werden es in Zukunft noch werden. Vor allem die, die sich jetzt noch in der Kindergarten- und Grundschulphase befinden und die digitalen Geräte im Alltag bereits viel zu viel nutzen. Es ist die Generation, die sich mit den systemischen Problemen unserer Zeit und ihre Folgen auseinandersetzen muss. Auf sie kommen nicht nur die umwelt- und gesundheitlichen Folgen des Klimawandels zu oder die pandemiebedingten Krisen, sie werden auch die langfristigen Auswirkungen ihres extremen digitalen Konsums zu spüren bekommen. Hinzu kommt, dass sich diese systemischen Krisen gegenseitig bedingen. Das haben wir bereits in der Coronapandemie festgestellt, als die Kinder und Jugendlichen im Lockdown ihren Medienkonsum noch einmal stark gesteigert haben. Ändert sich das Klima weiter und nehmen Hitzeperioden und Extremwetter zu, dann werden sich junge Menschen noch mehr drinnen aufhalten, sich weniger bewegen und die Geräte entsprechend mehr nutzen.

Ignorieren wir diese Probleme und verdrängen die Folgen nach dem Motto „weiter so", wird sich die Lebensqualität der kommenden Generationen weiter verschlechtern. Verzicht sollte das Motto der Zukunft sein. Nicht nur materiell, um den Klimawandel aufzuhalten, sondern auch digital. Wir müssen uns von alten Vorstellungen und Denkmustern lösen, denn Verzicht wird meist negativ konnotiert. Mehr Verzicht auf digitalen Konsum heißt aber mehr Lebensqualität. Verzicht hat also einen durchaus positiven Effekt.

Wir haben also jetzt die Verantwortung, uns diesen Herausforderungen zu stellen und die Zukunft der jungen Generation erfolgreich zu gestalten – als Eltern, aber auch aufseiten der Familien- und Bildungspolitik. Wir müssen uns den Veränderungen der Medienlandschaft stellen und den Medienumgang unserer Kinder achtsam steuern. Wir dürfen sie damit nicht allein lassen. Noch haben wir die Möglichkeit, die wachsenden Probleme in den Griff zu kriegen und zu stoppen.

Paradoxerweise ist der Mensch aber häufig so gepolt, dass er lieber die Symptome behandelt als die Ursachen. Nur reagiert, aber nicht präventiv agiert. Also nur therapiert und nicht als Erstes eine Diagnose stellt. Volkswirtschaftlich gesehen, entstehen langfristig mehr Kosten als Nutzen.

Die wissenschaftliche Faktenlage ist aber ausreichend, um sich politisch daran zu orientieren und seine Entscheidungen damit zu begründen. Beispielsweise, warum es sinnvoller wäre, Kindern in der Grundschule erst einmal rechnen und schreiben beizubringen – ohne technische Geräte. Digital fit kann man sie auch noch später machen.

Auch hier kann man wieder Parallelen ziehen. Die Probleme unserer Zeit verlangen nicht nur eine nachhaltige Wirtschaftsweise, sondern auch eine nachhaltige Erziehungsweise und eine nachhaltige Bildungspolitik.

Wir müssen die Welt neu denken. Das fordert die Nachhaltigkeitswissenschaftlerin Maja Göpel schon lange und hat ein beeindruckendes Buch zu dem Thema geschrieben.[88] Meiner Meinung nach gilt das auch für die digitale Welt und das Großwerden in dieser Welt. Maja Göpel schreibt in ihrem Buch, dass es Menschen geben soll, die nur durch das ständige Googeln des eigenen Namens und das Zählen von Followern, Likes und Freundschaftsanfragen ein Gefühl für die eigene Existenz und Präsenz bekommen.

Erinnert Sie das an etwas? Beobachten Sie so ein Verhalten auch bei ihrem eigenen Kind? Was kann man dagegen tun?

Mein Rat: Das Gerät so oft wie möglich beiseitelegen und sich mit dem eigenen Kind persönlich auseinandersetzen. Sein Verhalten hinterfragen, ihm erklären, wie bedeutsam echte Werte wie Toleranz, Rücksichtnahme, Zusammenhalt, Verlässlichkeit, Ehrlichkeit und Freundschaft sind, wie man auch ohne die permanente digitale Bestätigung Selbstbewusstsein entwickeln kann und wie man seine Freizeit selbst sinnvoll gestalten kann. Hin und wieder braucht es Anregungen vonseiten der Eltern, die Kinder in der Regel gern annehmen und umsetzen. Aber nicht nur wir und die Politik stehen hier in der Verantwortung, sondern auch der massenmediale Betrieb sollte sich dem Problem Medienerziehung sowie Mediensucht und seine Folgen für die Gesundheit unserer Kinder viel häufiger widmen und es nicht aus der Berichterstattung verbannen. Das schafft Desinteresse und Desinformation und lässt die Mehrheit mit dem Eindruck zurück: Ist doch alles gut so, wie es ist in Sachen Mediennutzung. Ist es eben nicht!

Dieses Verhalten haben die internationalen Medien in Sachen Klimapolitik über fast 30 Jahre betrieben. Exakte wissenschaftliche Erkenntnisse und Prognosen zum CO_2-Ausstoß und seine schweren Folgen für das Klima und die Erderwärmung lagen schon in den 70er- und 80er-Jahren vor. Doch die Medien haben das Thema immer wieder heruntergespielt, schöngeredet oder komplett fallen gelassen.[89]

Diesen Fehler sollten wir nicht wiederholen. Erst, wenn über Themen regelmäßig und tiefgründig berichtet wird, schafft man in der Bevölkerung auch ein Bewusstsein für entsprechende Probleme und Risiken. Das sind wir der jetzigen und kommenden Generation schuldig.

Neurowissenschaftler Manfred Spitzer hat schon zahlreiche Bücher zum Thema Medienkonsum und die negativen Auswirkungen auf unsere Kinder und Jugendlichen geschrieben. Auch schon, als es nur den Fernseher und die digitalen Endgeräte noch gar nicht gab. Wie auch mir liegt ihm das Thema sehr am Herzen. Seinen kritischen Weitblick und seinen Mut, unschöne Dinge beim Namen zu nennen und Klartext zu sprechen, schätze ich sehr. Wir brauchen solche unabhängigen Wissenschaftler, die es aushalten, aufgrund ihrer wahren Äußerungen und der Einordnung neuester Erkenntnisse auch mal Zielscheibe öffentlicher Kritik zu werden.

Und ihnen sollten wir künftig wieder viel mehr Gehör schenken, aber auch mehr Möglichkeiten bieten, beispielsweise in Talkshows, ihre wissenschaftlichen Erkenntnisse der Öffentlichkeit zu präsentieren.

Das Thema Mediensucht und Medienerziehung sollte jetzt wieder mehr Präsenz gerade auch in den Medien bekommen.

Anmerkungen

1 https://blog.neuronation.com/de/die-kognitive-leistungsfahigkeit/; abgerufen am 12.09.2019

2 Qing Li und Tomoynki Kawada: Effect of forest environment on human function, in: Qing Li (Hrsg.), Forest Medicine, Nora Biomedical, New York 2013, S. 69–89; und Arvay: „Der Biophilia-Effekt, a. a. O., S. 30–35

3 https://www.neurologen-und-psychiater-im-netz.org/psychiatrie-psychosomatik-psychotherapie/ratgeber-archiv/artikel/grossstaedter-haben-ein-hoeheres-risiko-fuer-psychische-erkrankungen-stressabbau-und-gute-sozialkontakte-schuetzen; abgerufen am 15.09.2019

4 Hella Kemper: Waldbaden Spring! , 8.05.2018 ZEIT-ONLINE-Die Zeit, ZEIT Wissen Nr. 3/2018, 17. April 2018

5 Manfred Spitzer: DIE SMARTPHONE EPIDEMIE, 2018/2019, S. 137–161

6 https://www.faz.net/aktuell/wirtschaft/agenda/viele-kinder-sind-noch-nie-auf-baum-geklettert-13425000.html; abgerufen am 2.10.2019

7 Polizeiliche Kriminalitätsstatistik ab 1993 mit den neuen Bundesländern

8 https://de.statista.com/statistik/daten/studie/1106/umfrage/handybesitz-bei-jugendlichen-nach-altersgruppen/ ; abgerufen am 11.10.2019

9 https://de.statista.com/statistik/daten/studie/274339/umfrage/anzahl-der-telefonanschluesse-im-festnetz-in-deutschland; abgerufen am 11.10.2019

10 http://www.study-norway.net/internet-handy.php; abgerufen am 15.10.2019

11 https://www.uni-bonn.de/neues/195-2015/ Wie Handys zum digitalen Burnout führen; abgerufen am 23.10.2019

12 https://www.ardmediathek.de/video/zibb/wirtschaftsjournalistin-und-autorin-nena-schink/rbb-fernsehen; abgerufen am 9.04.2021

13 https://de.wikipedia.org/wiki/Räumliche_Orientierung; abgerufen am 25.10.2019

14 https://www.travelbook.de/orte/25.7.2019/ Fünfmal mehr Menschen starben durch Selfies als durch Haie; abgerufen am 25.10.2019

15 Eveline Crone „Das pubertierende Gehirn: Wie Kinder erwachsen werden", 2008, S. 120–125.

16 https://www.mpfs.de/fileadmin/files/Studien/JIM/2019/JIM_2019.pdf; abgerufen am 1.11.2019

17 Stieger, S. & Lewetz, D. 2018 „A week without using social media: Results from an ecological momentary intervention study using smartphones. Cyberpsychology, Behavior,and Social Networking, 21, S. 618–624.

18 https://www.aerzteblatt.de/nachrichten/110745/Mehrheit-fuer-Verbot-von-Schoenheitsoperationen-bei-Jugendlichen ; abgerufen am 2.05.2020

19 Manfred Spitzer: DIE SMARTPHONE EPIDEMIE, 2018/2019, S. 137.

20 Zygmunt Baumann: „Das Vertraute unvertraut machen. Ein Gespräch mit Peter Haffner", Hoffmann und Campe, Hamburg 2017.

21 https://t3n.de/news/kreide-schultafel-statt-computer-1177593/ ; abgerufen am 12.11.2019

22 https://www.sueddeutsche.de/digital/silicon-valley-liebe-menschheit-es-tut-uns-leid-1.3866283; abgerufen am 18.11.2019

23 Andrian Kreye, „Macht Euch die Welt untertan. Vom Umgang mit künstlicher Intelligenz", München 2018, S. 15f.

24 Mike Allen, „Sean Parker unloads on Facebook: „God only knows what it's doing to our Children's brains",www.axios.com, 9.11.2017

25 https://de.statista.com/statistik/daten/studie/37545/umfrage/anzahl-der-aktiven-nutzer-von-facebook/ ; abgerufen am 19.04.2021

26 Jaron Lanier: Zehn Gründe, warum du deine Social Media Accounts sofort löschen musst, 2018, S. 16.

27 https://rp-online.de/nrw/staedte/remscheid/blick-aufs-kind-nicht-aufs-smartphone_aid-19327987; abgerufen am 25.11.2019

28 Manfred Spitzer: DIE SMARTPHONE EPIDEMIE, 2018/2019, S. 81–98 und BLIKK Medienstudie.

29 https://www.medienwissen-mv.de/medien-familie-verantwortung/kampagneinfos.html und https://www.berlin-suchtpraevention.de/medienkampagne/; abgerufen am 3.12.2019

30 https://www.noz.de/deutschland-welt/gut-zu-wissen/artikel/552561/was-tun-wenn-eltern-dauernd-am-smartphone-hängen; abgerufen am 14.12.2019

31 https://www.family.de/familien-handys-stoeren-kommunikation/; abgerufen am 16.12.2019

32 http://www.freizeitmonitor.de/fileadmin/user_upload/freizeitmonitor/2018/Stiftung-fuer-Zukunftsfragen_Freizeit-Monitor-2018.pdf ; abgerufen 10.01.2020

33 Bitkom Research, 2019 https://www.bitkom.org/Presse/Presseinformation/Mit-10-Jahren-haben-die-meisten-Kinder-ein-eigenes-Smartphone; abgerufen am 12.01.2020

34 https://www.horizont.net/medien/nachrichten/kinder-medien-monitor-2020-kinder-nutzen-medien-noch-weitgehend-klassisch-184552 ; abgerufen am 15.02.2020

35 https://www.mpfs.de/studien/jim-studie/2019/ ; abgerufen am 17.02.2020

36 https://www.schau-hin.info/studien/studie-zeigt-influencerinnen-beeinflussen-jugend; abgerufen am 20.02.2020

37 Manfred Spitzer: DIE SMARTPHONE EPIDEMIE, 2018/2019, S. 115.

38 http://www.oecd.org/berlin/presse/pisa-studie-2018-leistungen-in-deutschland-insgesamt-ueberdurchschnittlich-aber-leicht-ruecklaeufig-und-mit-grossem-abstand-zu-den-spitzenreitern-03122019.htm; abgerufen am 5.12.2019

39 https://de.wikipedia.org/wiki/Abiturientenquote; abgerufen am 22.04.2020

40 Die ZEIT 30. Mai 2018 Nr. 23.

41 https://businessportal-norwegen.com/2019/12/04/pisa-studie-norwegen-maedchen-in-allen-faechern-besser-als-jungen/businessportal-norwegen.com; abgerufen am 7.12.2019

42 Reading Across Mediums: Effects of Reading Digital and Print Texts on Comprehension and Calibration. Erschienen in: The Journal of Experimental Education, Volume 85, 2017, Ausgabe 1 Lauren M. Singer Patricia A. Alexander.

43 Mizrachi D. „Undergraduates'academic reading format preferences and behaviors", The Journal of Academic Librarianship 2015.

44 https://www.deutschlandfunk.de/schulstudie-aus-finnland-die-grenzen-des-digitalen.1773.de.html?dram:article_id=443447; abgerufen am 8.12.2019

45 https://www.noz.de/deutschland-welt/gut-zu-wissen/artikel/1701967/kinder-koennen-nicht-mehr-schreiben; abgerufen am 1.01.2020

46 https://www.faz.net/aktuell/politik/cornelia-funke-die-handschrift-soll-gedanken-fliegen-lassen-12933060.html; abgerufen am 11.01.2020

47 Faktencheck „Handschrift in der digitalisierten Welt" des Mercator-Instituts(Köln 2019); abgerufen am 11.01.2020

48 YouTube MDR Kultur Manfred Spitzer: Die Handschrift ist der Weg in unser Gedächtnis

49 Mueller PA, Oppenheimer DM. „The pen is mightier than the keyboard: Advantages of longhand over laptop note taking." Psychological Science 2014; 25. 1159–68.

50 Manfred Spitzer: DIE SMARTPHONE EPIDEMIE, 2018/2019, S. 114–116

51 OECD. Students, computers and learning: making the connection, PISA, OECD Publishing 2015; abgerufen am 18.01.2020

52 Bagshaw E. „The reality is that technology is doing more harm than good in our schools' says education chief. Sydney Morning Herald 1.4.016

53 Beland L-P, Murphy R. III Communication: Technology,Distraction& Student Performance. Centre of Economic Performance (CEP) Discussion Paper No 1350 (May 2015) London School of Economics and Political Science, Houghton Street, London WC2A 2AE

54 Manfred Spitzer: DIE SMARTPHONE EPIDEMIE, 2018/2019, S. 63–75.

55 https://www.derstandard.de/story/2000078594192/studie-die-junge-generation-der-stubenhocker; abgerufen am 25.01.2020

56 https://www.aerzteblatt.de/nachrichten/64260/Experten-erwarten-Anstieg-der-Kurzsichtigkeit-bei-Kindern; abgerufen am 29.01.2020

57 Kurzsichtigkeit: Kind verdirb dir nicht die Augen! DIE ZEIT Nr. 21/2016, 01.06.2016 Zitierte Arbeit: Ophthalmology, 2014 Oct; 121(10):2047–52

58 Gutenberg-Gesundheits-Studie der Uni Mainz; Zitierte Arbeit: Invest Ophthalmol Vis Sci. 2016 Oct 1;57(13):5230-5236

59 https://www.aerzteblatt.de/nachrichten/70871/Myopie-Bildungsniveau-entscheidend-nicht-die-Intelligenz; abgerufen am 29.01.2020

60 https://m.eltern.de/kurzsichtige-kinder; abgerufen am 29.01.2020

61 https://www.aerzteblatt.de/nachrichten/64157/Taegliche-Schulstunde-im-Freien-beugt-Kurzsichtigkeit-vor; abgerufen am 30.01.2020

62 Johns-Hopkins-University Stand 15.05.2020

63 https://de.statista.com/themen/6018/corona/; abgerufen am 25.08.2021

64 https://www.stern.de/wirtschaft/corona-krise--netflix-feiert-noch-nie-dagewesene-abo-zahlen-9234692.html; abgerufen am 23.04.2020

65 Frankfurter Rundschau 25.03.2020

66 https://www.saferinternet.at/fileadmin/redakteure/Footer/Studien/report-2296314.pdf; abgerufen am 23.04.2020

67 https://www.dak.de/dak/gesundheit/dak-studie-gaming-social-media-und-corona-2295548.html#/; abgerufen am 10.08.2020

68 https://www.drogenbeauftragte.de/familiefreundefollower/; abgerufen am 12.08.2020

69 https://www.savethechildren.de; abgerufen am 15.08.2020

70 https://meta.tagesschau.de/id/146407/studie-wie-kinder-in-der-corona-krise-leiden; abgerufen am 30.08.2020

71 https://www.zeit.de/gesellschaft/familie/2020-07/kinder-corona-krise-psychische-folgen-entwicklungspsychologie; abgerufen am 1.09.2020

72 https://www.bfn.de/themen/gesellschaft/naturbewusstsein.html; abgerufen am 1.05.2021

73 Boers, E. et al (2019): Association of Screen Time and Depression in Adolescence https://www.ncbi.nlm.nih.gov/pubmed/31305878

74 https://www.fitforfun.de/gesundheit/studie-social-media-schlecht-fuer-die-gesundheit-280132.html; abgerufen am 5.09.2020

75 „Social Media Use and Adolescent Mental Health: Findings from the UK Millenium Cohort Study", Kelly Y et al, EClinicalMedicine 2018, S. 59–68.

76 https://www.fitforfun.de/gesundheit/das-facebook-experiment-machen-soziale-medien-ungluecklich-203615.html; abgerufen am 5.09.2020

77 https://www.splendid-research.com/de/studie-einsamkeit.html; abgerufen am 1.05.2021

78 Julianne Holt-Lunstad et al. (2015): Loneliness and Social Isolation as Risk Factors for Mortality: A Meta-Analytic Review https://journals.sagepub.com/doi/abs/10.1177/1745691614568352

79 Aftenposten vom 28. November 2020 S. 32–33.

80 https:/plan.de/freedom-online; abgerufen am 25.03.2021

81 https://www.rtl.de/cms/experiment-beim-rtl-spezial-angriff-auf-unsere-kinder-mann-44-bietet-vermeintlich-12-jaehriger-geld-fuer-sex-4715928.html; abgerufen am 1.04.2021

82 https://www.rtl.de/cms/cybergrooming-sexueller-missbrauch-im-internet-hilfe-fuer-kinder-und-eltern-4470850.html; abgerufen am 1.04.2021

83 TK-Studie Schalt mal ab, Deutschland!, 2021 https://www.tk.de/resource/blob/2099616/630d3a2e429edc359f15fd8225dcd45c/studie-schalt-mal-ab-2021-data.pdf; abgerufen am 18.02.2021

84 https://www.sinus-institut.de/media-center/presse/barmer-cyberbullying, abgerufen am 3.01.2022

85 https://www.pronovabkk.de/presse/pressemitteilungen/studie-das-smartphone-ist-der-wichtigste-begleiter-in-der-corona-krise.html; abgerufen am 10.05.2021

86 https://www.dkhw.de/schwerpunkte/kinderrechte/kinderreport-2021/; abgerufen am 15.05.2021

87 https://www.tagesschau.de/ausland/asien/china-computerspiele-101.html, abgerufen am 1.09.2021

88 Maja Göpel: DIE WELT NEU DENKEN, 2020, S. 69.

89 David Goeßmann: Kurs Klima-Kollaps. Das große Versagen der Politik, 2021, S. 13–64.

Liebe Leserin, lieber Leser,

hat Ihnen dieses Buch gefallen? Wir freuen uns über Ihre Verbesserungsvorschläge, Kritik und Fragen zum Buch.

Die Meinung und Zufriedenheit unserer Leserinnen und Leser ist uns sehr wichtig.

Kontaktieren Sie uns deshalb gerne und schreiben uns eine E-Mail an ***feedback@eulogiaverlag.de***

Wir freuen uns auf Ihre Nachricht.

Herzlichst

Ihr Eulogia Verlags Team

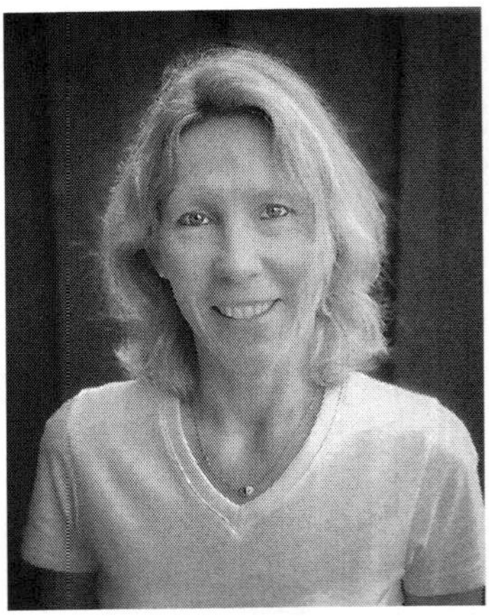

Michaela Kahmke, geb. 1970, arbeitet seit 26 Jahren beim Norddeutschen Rundfunk. Als leidenschaftliche Hörfunkredakteurin und Fernsehautorin widmete sich die studierte Volkswirtin gern Gesellschafts- und Wissenschaftsthemen. Die letzten drei Jahre lebte sie in Oslo und erfüllte sich mit ihrem Erstlingswerk „Der digitale Käfig" einen lange gehegten Traum vom eigenen Buch. Über ein Thema, das auch sie als dreifache Mutter sehr beschäftigt. Mit ihrem Werk möchte sie das Bewusstsein in der Gesellschaft schärfen, wie wichtig es ist, heranwachsenden Kindern und Jugendlichen einen nachhaltigen Medien-Umgang beizubringen. Jetzt lebt sie mit ihrer Familie wieder in Schleswig-Holstein.

Printed in Poland
by Amazon Fulfillment
Poland Sp. z o.o., Wrocław

13974009R00119